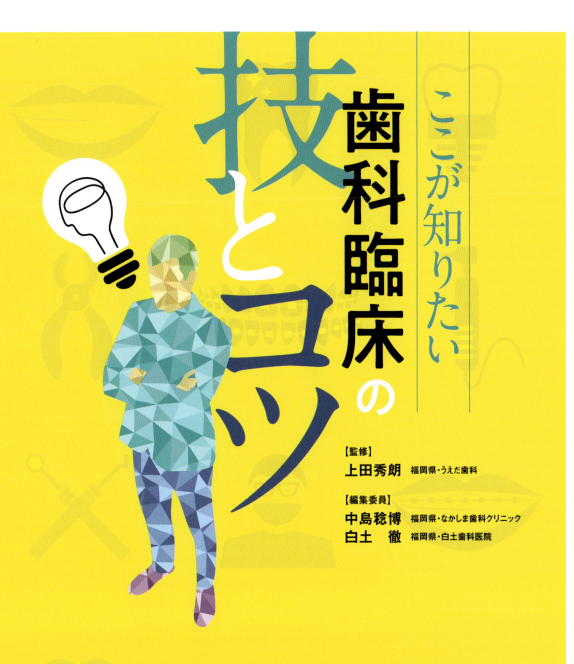

ここが知りたい 歯科臨床の技とコツ

【監修】
上田秀朗 福岡県・うえだ歯科

【編集委員】
中島稔博 福岡県・なかしま歯科クリニック
白土 徹 福岡県・白土歯科医院

刊行にあたって

　医療技術の進歩は日進月歩であり、われわれ歯科医師は常に最新の知識と技術を習得し、臨床力を身につける必要がある。とくに日本の将来の歯科医療を担う若手の歯科医師にとって、日々の研鑽は欠かすことができない。一方で日常臨床においては、さまざまな疾患や悩みを抱えた患者が歯科医院を訪れ、それらは種々の原因因子や関与因子が複雑に絡み合っていることが多い。そのため、多くの開業医、勤務医は非常に幅広い分野をバランスよく勉強し、歯科全般にわたる診断能力と手技の向上が求められる。

　私が30代のころに仲間を集めて始めた「上田塾」では、毎月会員による活発なプレゼンテーションとディスカッションを行ってきた。その内容は臨床の基本を大事にしつつ、新しい技術から医院経営にいたるまで多岐にわたり、会員の歯科医療全般の知識と技術の底上げに寄与していると考えている。

　本書では、日々臨床手技の研鑽に努める上田塾の会員が、一つ一つの臨床のステップや長期予後を得るためのエッセンスについて、症例を交えて解説する。基本的な臨床手技の習得はもちろん、ワンランク上の治療テクニックを目指す先生方の要望に応えるため、歯内療法、歯周治療、保存修復、クラウン・ブリッジ、有床義歯、咬合誘導、口腔外科、インプラントの8領域における日常臨床の技とコツを一冊にまとめた。本書が読者の臨床の悩みの解決の一助になれば幸いである。

2019 年 4 月
上田秀朗

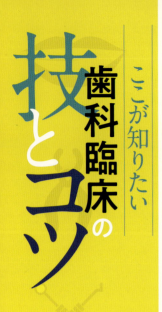

CONTENTS

刊行にあたって …………………………………………………………………………… 3
上田秀朗

第1章 歯内療法

1 マイクロスコープを用いた歯内療法 …………………………………………… 6
松木良介

2 効率的な根管形成 ………………………………………………………………… 12
帆足亮太郎

第2章 歯周治療

1 症例を通して歯周基本治療・非外科的療法を考察する ……………………… 16
田代芳之

2 歯周外科治療における術式のポイント ………………………………………… 24
筒井祐介

3 歯周治療における力への対応 …………………………………………………… 28
椋 誠二

第3章 保存修復

1 コンポジットレジン修復成功のコツ …………………………………………… 32
樋口克彦

2 CAD/CAMインレー ……………………………………………………………… 36
中尾伸宏

3 口腔内スキャナーによる修復処置 ……………………………………………… 42
桃園貴功

第4章 クラウン・ブリッジ

1 前歯部における支台歯形成 ……………………………………………………… 48
山本真道

2 前歯部における歯肉圧排 ………………………………………………………… 52
山本真道

3 マイクロスコープを使った支台歯形成・印象採得 …………………………… 56
樋口 惣

第5章 有床義歯

1 パーシャルデンチャーにおける欠損の捉え方 ……… 64
　渡邉祐康
2 総義歯製作の勘どころ ……… 68
　金澤憲孝

第6章 咬合誘導

1 不正咬合の原因除去"5つの手段" ……… 82
　田代芳之
2 拡大装置を用いた小児の咬合誘導 ……… 88
　津覇雄三

第7章 インプラント・口腔外科

1 下顎臼歯部欠損症例　臨床でよくある水平性骨吸収への対応 ……… 94
　田中憲一
2 天然歯を模倣した形態の臼歯部インプラント修復治療の勘どころ ……… 100
　白土　徹
3 前歯部インプラント治療のポイント ……… 106
　筒井祐介
4 抜歯の勘どころ ……… 110
　住吉周平

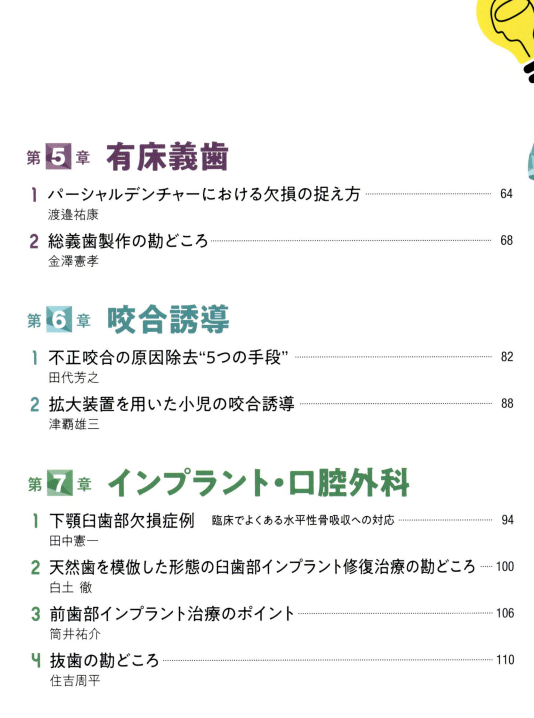

ブックデザイン：和歌月悦子

第1章 歯内療法

1 マイクロスコープを用いた歯内療法

松木良介 *Ryosuke MATSUKI*
福岡県・まつき歯科医院

マイクロスコープと歯内療法

　歯内療法は、日常臨床において基本的な治療の一つである。しかし、治療後の疼痛、腫脹など不快症状の出現や、根管からの出血や排膿の持続、根尖病変が消退しないことなどもよく経験する。自分で解決できないような難症例であれば、大学病院や歯内療法専門医へ紹介することも可能であるが、できれば自院で問題が解決できる範囲を広げたいと考える。

　これらの問題を解決する手段の一つとしてマイクロスコープを導入し、歯内療法に活用している医院も多くなってきている。しかし、ただ器材を導入すれば、効率的な治療が可能となるわけではない。そこで本項では、マイクロスコープをより効率的に歯内療法に応用するための基本的な器材と術式について述べていきたい。

特徴

1．マイクロスコープのメリット

　マイクロススコープは視軸と光軸が一致しているため、細く狭い空間でも影を作らず、拡大された明視野が得られる。そのため、根管内の状態を視覚的に把握しながら、確認および処置を行えることが最大のメリットである。

　また、処置を行いながら同一視野を動画として保存し、患者さんへの説明やプレゼンテーションに使用することもできる。

2．デメリット

　マイクロスコープを使いこなすためには、術者、スタッフともある程度のトレーニングが必要で、マイクロスコープ用に適した器材の導入が必要となってくる。さらに一般開業医が行う歯内療法は、歯周治療、補綴修復治療、外科処置などさまざまなことを行うなかでの一分野であるため、効率的でなければならず、マイクロスコープを用いた歯内療法も、日常臨床に溶け込んだものでなくてはならないと考えている。

　したがって、マイクロスコープを導入することで治療時間が長くなるようでは、うまく日常臨床に取り入れたとはいえないであろう。

器材・準備

　マイクロスコープ用の器材はたくさんあるが、それらのうち歯内療法でとくに大切と思われるものをいくつか提示する。

1．ミラー

　マイクロスコープ下での歯内療法は、ミラーテクニックで行う場合が非常に多い。よって、ミラーの選択は重要である。とくに拡大視野では、通常のミラーでは像が顕著に二重に見えるので、表面反射のミラーを使用する必要がある。臼歯部など器具を到達させにくい部位には、小さなミラーのほうが扱いやすい（図1）。

　一方で、患者さんへの説明やプレゼンテーションのため、動画や静止画を撮影する場合には、大きくて表面反射率の高いミラーを用いたほうが鮮

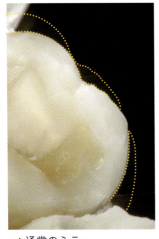 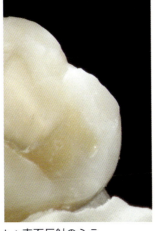 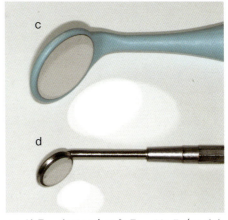

a：通常のミラー　　b：表面反射のミラー　　c：リラックスマウスミラー No.5（マイクロテック）。d：マイクロミラー（YDM）

図❶　通常のミラー（a、c）では点線のように像が二重に見えるが、拡大視野ではこの影響が大きくなるため、表面反射のミラー（b、d）を使用すべきである

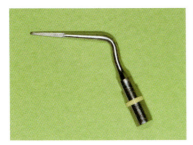 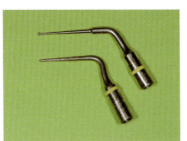 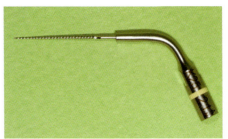

a：エンドサクセス　キャナルアクセスチップ CAP3（白水貿易）　b：エンドサクセスチップ（白水貿易）　c：AMファイル（白水貿易）

図❷　超音波チップ。側壁の整理（a）、根管口明示（b）、根管拡大、根管内洗浄（c）など用途はさまざまである

明な画像が得られる。したがって、用途に合わせて適宜持ち替えるとよい（図1）。

2．超音波チップ

根管口明示やストレートラインアクセス時の側壁の整理から根管拡大・形成の機械的清掃や、EDTA、NaOClによる化学的洗浄のときなど、超音波チップを使用する頻度は高い。根管口明示やストレートラインアクセスを行うときには、ダイヤモンド粒子がついたチップなど切削能力の高いものを使用し、根管内ではファイル状のチップを使用する（図2）。

3．視野を確保できるインスツルメント

ミラーテクニックで処置を行う場合、インスツルメントで視野を妨げないようにしなければならない。ネック部の長いバーや角度付きのインスツルメント、Ni-Tiロータリーファイルなどを用いたほうが処置を行いやすい場合がある。また、手用ファイルは視野を妨げるばかりでなく、操作もしづらいので、柄付きのファイルやファイルホルダーで視野を確保する（図3）。

しかし、そのままでは繊細なファイル操作を行えないので、根管内へファイルを挿入した後はホルダーを外して手で保持し、ファイリングを行うべきである。

基本的な術式

1．ラバーダム防湿

ラバーダム防湿の目的は無菌的処置、安全化、そして治療の効率化である。歯内療法において無菌的処置の重要性はいうまでもないが、マイクロ

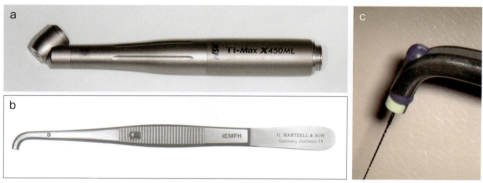

図❸ タービンヘッドが45°のタービンやファイルホルダーで視野が妨げられないようにする工夫が必要である。a：Ti-Max X450L（ナカニシ）。b、c：Hartzell エンドファイルホルダー（名南歯科貿易）

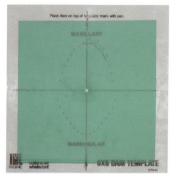

図❹a ラバーダム防湿時に手早く装着できるように穴を開ける位置やクランプの選択を工夫する

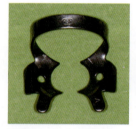

図❹b ウイング付き

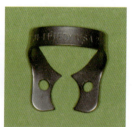

図❹c ウイングなし

スコープ下での処置はとくに安全化、効率化が大きなメリットになる。拡大視野下ではどうしても口腔内全体や口腔外を確認しづらくなる。インスツルメントが不意に落下したり、根管内の異物除去時に異物が飛散した場合に誤嚥・誤飲の防止に役立つ。また、効率化という点では呼気、唾液を排除しミラーの曇りを防ぎ、舌、頰粘膜も排除、閉口の防止など、視野を確保するためには非常に有用である。

さらに、マイクロスコープを使用する場合と使用しない場合では、術者のポジションが若干変わってくるが、術野を固定できているので、それらの切り替えもスムーズに行うことができる。

しかし、ラバーダムの装着に時間がかかりすぎては、効率的とはいいにくい。少しでも時間短縮するため、筆者はラバーダムパンチで穴を開ける位置をラバーの中央と決めている。そうすると口腔内でラバーの方向に迷うことはない。また、クランプにはウイング付きとウイングなしがあるが、手早く装着できるのはウイングなしである。一方で、術野を広く取れるのはウイング付きなので、適宜使い分けるとよい（図4）。

クランプは種類が多く、さまざまな形状のものをもっていたほうが、より歯にフィットしたクランプをかけることができる。しかし、歯内療法の対象となる歯は、支台歯形成されていたり、歯冠が崩壊していることが多いため、一回り小さなクランプをかけるとよい。

2．隔壁の作製

歯内療法においてラバーダム装着の妨げになる最も大きな理由は、クランプがうまく歯に適合しなかったり、すぐに外れてしまうことであろう。

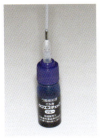
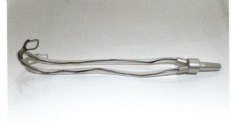
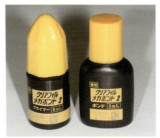

a：カリエスチェック（日本歯科薬品）　b：ZOO（APT）　c：ビスコスタット（Ultradent）　d：クリアフィルメガボンド2（クラレノリタケデンタル）

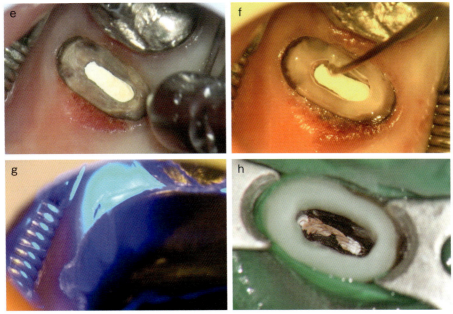

図❺　隔壁の作製には感染歯質の徹底的な除去（a）、防湿（b）、出血や滲出液のコントロール（c、e）、そして確実な接着（d、f～h）など基本事項を遵守する

歯内療法が必要な歯は、歯冠の崩壊が大きい場合が多く、クランプをかけることが困難となってくる。また、装着可能であったとしても、ラバーダムの辺縁から唾液が侵入しては処置の妨げとなる。

そこで大事になるのが隔壁の設置であるが、クランプによる負荷で外れてしまわないよう、隔壁はしっかりと歯に接着させる必要がある。隔壁の確実な接着のためには、う蝕象牙質の徹底的な除去、唾液、血液や滲出液のコントロール、十分なボンディングと光照射など、接着の基本事項を遵守することが重要である（図5）。

もしこれらが達成されないようであれば、あらかじめ歯冠長延長術を行うなど、治療方針を考えなければならない。確実な隔壁が作製できれば、ラバーダム防湿の障壁がほとんど解決され、明瞭な視野で安心して治療に臨める。

3. 通常の根管治療においてマイクロスコープを使用するタイミング

根管治療のおおまかな流れを図6に示す。どの処置でもマイクロスコープ下での処置は可能だが、すべての処置をマイクロスコープ下で行うことは効率的とはいいがたい。しかし、ステップごとに根管内をマイクロスコープで確認することは、確実な歯内療法を行うために非常に有効であると思われる。歯髄腔の狭窄、石灰化根管、副根管、イスムス、フィンなど根管内は複雑な形態をしてお

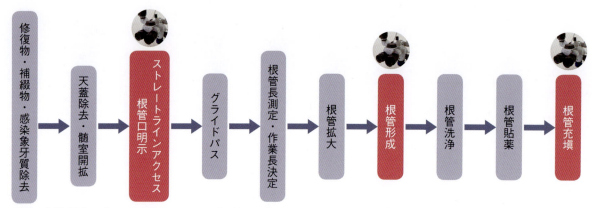

図❻ 根管治療の流れとマイクロスコープを使用するタイミング。おもに根管内へアプローチする前、根管充填前、充填中に使用

り、肉眼では確認しづらい。肉眼で十分な根管口明示、根管拡大ができたと思っていてもマイクロスコープで確認すると隠れた根管を発見したり、拡大清掃が不十分なところがあったりすることはよく経験する。

通常の根管治療において、マイクロスコープにて根管内を確認するタイミングとしては、ストレートラインアクセスの形成時、根管形成終了時、根管充填のときである。次のステップに進んでよいかどうかの確認のために使用し、不足が認められれば、マイクロスコープ下で処置を行う。ステップごとにマイクロスコープを使用することで、隠れた根管の発見やイスムスなどの拡大不足の部位がないかといった確認に役立ち、起炎因子の取り残しを防げる。

また、パーフォレーション、破折ファイル、石灰化根管など歯内療法における難症例において、マイクロスコープの使用はとくに有効である。通常の根管治療の流れを基本に、適宜根管治療の障壁となるこれらの問題を取り除いていく。マイクロスコープを普段から使用できる環境と習慣があれば、自然と難症例にも取り組むことができると考えている。

 ### 症例

患者は45歳、女性。左上の歯の違和感を主訴に来院。|6 の根尖病変を認めたが、治療には消極的であったため経過をみていた。しかし、後日歯肉の腫脹とサイナストラクトが出現したため、治療を開始した（図7、8）。

近心根、遠心根、口蓋根の各根管のストレートラインアクセス、根管口明示を行った後に、MB2の探索を行った。超音波チップ ET-BD（白水貿易）にて慎重に歯質を削合し、根管を発見した後にエンドファイルホルダーに装着した SS ファイルにて根管内にファイルを挿入。

その後、根管口明示を行い、すべての根管の拡大、形成、根管充填を行った（図9、10）。補綴装置を装着し経過観察中であるが、現在のところ経過良好である（図11）。

 ### まとめ

歯内療法に限ったことではないが、マイクロスコープを使用する前に器材や術式を十分に確認しておくことで効率的な治療が行える。根管内がよく見えることでいままで見落としていたものが見えるようになり、より確実な処置が行えるようになる。そして結果的には再治療の可能性が減り、効率的な歯内療法が可能になってくると思う。しかし、歯内療法で最も大切なことは、あくまで歯内療法の考え方を学び、基本コンセプトを遵守することであると考えている。

症例

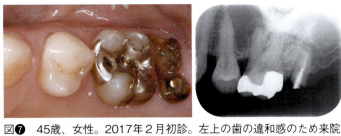

図❼　45歳、女性。2017年2月初診。左上の歯の違和感のため来院

図❽　2017年6月。サイナストラクトを認め、根管治療開始

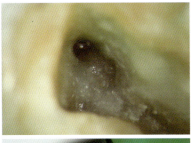
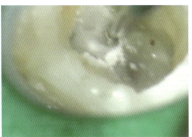
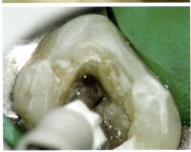
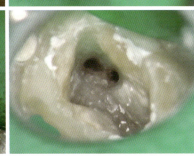

図❾　MB2の探索。まず超音波チップにて付近の歯質を慎重に削合して根管口を発見し、SSファイルを挿入。その後、Ni-Tiファイルにて根管口を明示した

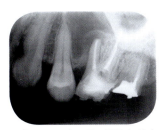
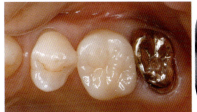
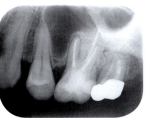

図❿　2017年8月。根管充填時　　図⓫　2018年8月。根管充填後1年

【参考文献】

1) 立和名靖彦：いま、デンタルX線写真から得られるもの．日本歯科評論，795：50-64，2009．
2) 伊古野良一：日常臨床における根管治療への取り組み．日本歯科評論，710：129-137，2001．
3) 榊 恭範：実力アップセミナーはじめての根管治療／根管充填．補綴臨床，38（1）：86-92，2005．
4) 上田秀朗，木村秀生，甲斐康晴，他：歯内治療に自信をもって取り組むために．補綴臨床，40（1）：65-80，2007．
5) 上田秀朗，小松智成：Reliable Dentistry Step 1．医歯薬出版，東京，2010．
6) 木村英生：下川エンド20年の臨床．医歯薬出版，東京，2014．
7) 倉富 覚：ゼロから見直す根尖病変　診断・治療コンセプト編．医歯薬出版，東京，2016．
8) 阿部 修：GPのAdvanced Endodontics．医歯薬出版，東京，2014．
9) Ray HA, Trope M: Periapical status of endodontically treated teeth in relation to the technical quality of the root filling and the coronal restoration. Int Endod J, 28:12-18, 1995.
10) 牛窪敏博：再根管治療を極める．クインテッセンス出版，東京，2011．
11) 石井 宏：世界基準の臨床歯内療法．医歯薬出版，東京，2015．
12) 日本顕微鏡歯科学会編：マイクロデンティストリーYEARBOOK 2016．クインテッセンス出版，東京，2015．
13) 辻本恭久，三橋 純：これが決め手！　マイクロスコープの臨床．ヒョーロン・パブリッシャーズ，東京，2017．

第1章
歯内療法

2 効率的な根管形成

帆足亮太郎 *Ryotaro HOASHI*
福岡県・帆足歯科医院

 なぜ効率的な根管形成が必要か

　歯内療法は基本的な治療の一つであり、日々の臨床で頻度の高い治療である。患者からは目に見えない治療だが、歯内療法が不十分であると、どれほど審美的な処置を行っても、永続的な治療は期待できない。また、術中や術後に疼痛や不快症状があれば、患者の信頼も失いかねない。

　しかし、根管の形態は複雑であり、丁寧に拡大・形成を行うと非常に時間がかかるため、患者・術者ともに大きな負担となる。短時間で歯内療法を行うには、効率的な根管形成が重要である。筆者は、手用ファイルと回転切削器具を併用し、根管の形態に応じてファイルを使い分けて根管形成を行っている。本項では、その器具や術式、症例を提示させていただく。

 根管形成のポイント

　根管形成を行う際は、髄腔開拡（アクセスキャビティ）が重要である。近遠心もしくは頰舌的に根管上部のエンド三角を適度に除去することによって、根尖までのファイルのアプローチが容易となる（図1）。また、根管壁への接触面積が増え、ファイルの種類を問わず、破折のリスクが減少すると考える。根管の形態に応じ、回転切削器具を併用することで、時間が短縮できて効率のよい根管形成ができる。

 必要な器材

1．ニッケルチタン（以下、Ni-Ti）ロータリーファイル（図2a、b）

　現在、さまざまな種類のNi-Tiロータリーファイルが発売されている。筆者は、比較的フレキシブルなタイプのNi-Tiロータリーファイルを使用している。複雑な形態をしている根管が多いため、手用ファイルによる拡大、形成では、時間を要することがある。Ni-Tiロータリーファイルを使用することで、短時間に行うことができる。

2．ゲーツグリデンドリル（図3）

　根管の大きさに合わせてサイズを選択し、尖端が入りづらければ、小さいサイズから使用する。手用ファイルで根管口を刃の尖端が食い込む程度まで拡大し、ゲーツグリデンドリルを挿入する。根尖方向に押し付けるのではなく、回転を止めた状態で根管口に刃の先端を挿入し、回転させて水平的に引くようにする。

3．ステンレススチール（以下、SS）ファイル

　おもに手用で使用している。手指感覚があり、

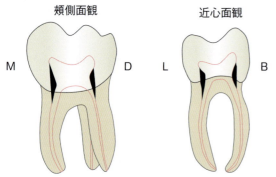

図❶　近遠心方向、頰舌的に根尖の方向を把握し、エンド三角を除去することが重要である（参考文献1)より引用改変）

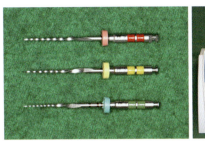
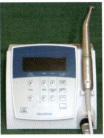
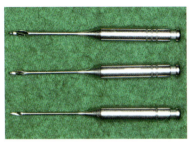

図❷　a：TFアダプティブファイル（ヨシダ）、b：Sybron Endo（ヨシダ）　　図❸　マニーゲーツドリル（モリタ）

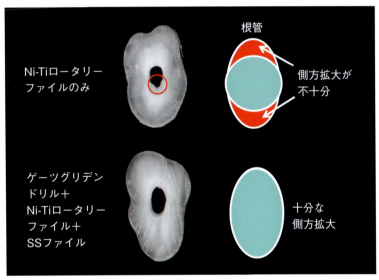

図❹　抜去歯での根管形成（断面図）

垂直的なコントロールが行いやすいため、根尖付近の形態を壊さず、形成を行うことができる。

 Ni-Tiロータリーファイルと手用SSファイルを併用した根管形成

Ni-Tiロータリーファイルは弾性があるため、本来の根管を逸脱しにくいが、フレキシブルなタイプは側方拡大が不十分になりやすい。

手用SSファイルは繊細なコントロールが可能で剛性があるため、側方拡大が行いやすい。しかし、号数が大きくなると柔軟性が少なくなり、ファイルが直線化しやすく、レッジやジップの形成、内彎部への過度の切削が危惧される。

そこで、ヒト抜去歯を用いて、Ni-Tiロータリーファイルと手用SSファイルを併用し、根管形成を行い、良好な結果が得られた（図4）。

●手順（図5、表1）
① #15まで手用ファイル

おもに、SSファイルを使用している。彎曲が強いときには、手用のNi-Tiファイルを用いる。手用ファイルで根尖までのガイドを作る。

② Ni-Tiロータリーファイル（#20/04°、#25/06°、#35/04°）

3種類のファイルをすべて作業長まで到達させるフルレングステクニックを用いて、根管形成を行う。フルレングステクニックを用いることで、根管形成が規格化されフレアーな形態ができる。

③ゲーツグリデンドリル（#3、#2、#1）

クラウンダウン法で根管上部の形成を行う。漠然と根管の歯質を削除するのではなく、①で根尖の方向を確認したうえで、ストレートラインアクセスとなるようにエンド三角を除去する。

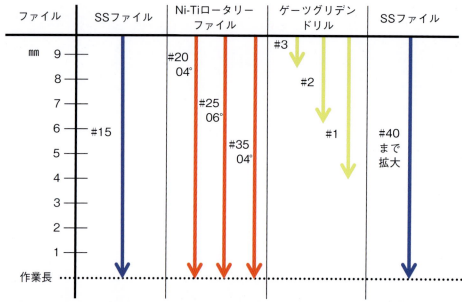

図❺ 当院における根管拡大の順序。Ni-Tiロータリーファイルはフルレングステクニックで、ゲーツグリデンドリルはクラウンダウン法で形成を行う。根管の状態（狭窄や彎曲）によって、Ni-Tiロータリーファイルとゲーツグリデンドリルの順を前後して使用することもある。

表❶ Ni-Tiロータリーファイル、ゲーツグリデンドリル、SSファイルの断面の直径と作業長の関係。各ファイル、ゲーツグリデンドリルの断面の直径を考えると、作業長からおよそ4、6、10mmで同一の大きさとなる。上記の距離をイメージして、フレアーな根管形成を行う

	SS #15	Ni-Ti #20/04°	Ni-Ti #25/06°	Ni-Ti #35/04°	ゲーツ #3	ゲーツ #2	ゲーツ #1	SS #40
10mm	35	60	85	75	75			60
9 mm	33	56	79	71				58
8 mm	31	52	73	67				56
7 mm	29	48	67	63				54
6 mm	27	44	61	59		60		52
5 mm	25	40	55	55				50
4 mm	23	36	49	51			50	48
3 mm	21	32	43	47				46
2 mm	19	28	37	43				44
1 mm	17	24	31	39				42
作業長	15	20	25	35				40

④ SSファイル（#40）

♯40まで手用のSSファイル用いて、アピカルシートを付与する。

 症例

患者は26歳、男性。主訴は、「6自発痛、冷温水痛であった（図6）。不可逆性歯髄炎と診断し、抜髄処置を行った。根管数は近心、遠心各2根ずつであった。

「8の診断のためCBCTを撮影したので、「6の根の形態を確認した。近心舌側根は近心から遠心方向に（図7）、遠心舌側根は舌側から頬側方向に強い彎曲がみられた（図8）。

この2根は彎曲していて、手順①の手用ファイルが入りづらかったので、先に手順③のゲーツグリデンドリルで根管上部のエンド三角を除去し、手順②のNi-Tiロータリーファイルによる形成で終了した（図9）。

頬側根2根は、手順④まで形成を行った。抜髄処置だったので、作業長を生理学的根尖孔に設定

症例

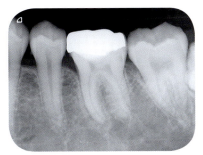
図❻ 初診時。26歳、男性

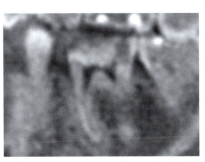
図❼ 頰側面観のCT像。近心舌側根は近心から遠心方向へ彎曲

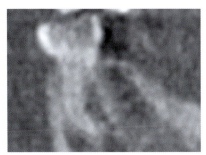
図❽ 近心面観のCT像。遠心舌側根は舌側から頰側方向へ彎曲

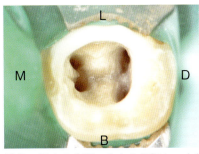
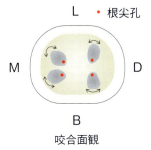
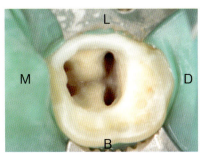

図❾ 根尖の位置、方向を把握し、立体的に根管の形態をイメージしながらエンド三角を除去し、ストレートラインアクセスを確保する（参考文献[1]より引用改変）

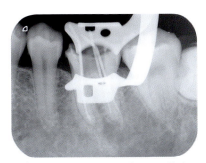
図❿ ガッタパーチャポイント試適

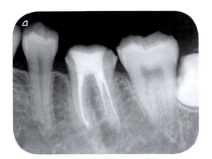
図⓫ 根管充塡

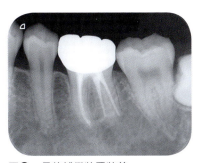
図⓬ 最終補綴装置装着

した。根管形成終了後、ガッタパーチャポイントの試適（図10）、根管充塡を行い（図11）、補綴装置を装着した（図12）。

 まとめ

効率的な根管形成は、手用ファイルで根尖の方向、根管の形態を把握し、Ni-Tiロータリーファイルで拡大・形成、ゲーツグリデンドリルで髄腔開拡（アクセスキャビティ）、SSファイルで側方拡大・アピカルシートを付与することによって短時間で行うことができる。

【参考文献】
1) 上田秀朗，小松智成：Reliable Dentistry Step 1. 医歯薬出版，東京，2010.
2) 木村英生：下川エンド20年の臨床．医歯薬出版，東京，2014.
3) 倉富 覚：ゼロから見直す根尖病変　診断・治療コンセプト編．医歯薬出版，東京，2016.
4) 倉富 覚：ゼロから見直す根尖病変　基本手技・難症例へのアプローチ編．医歯薬出版，東京，2017.
5) 阿部 修：Evidence & Technique NiTi ロータリーファイルを効果的に使う　実践　歯内療法．医歯薬出版，東京，2012.
6) 石井 宏：世界基準の臨床歯内療法　医歯薬出版，東京，2015.

第2章 歯周治療

1 症例を通して歯周基本治療・非外科的療法を考察する

田代芳之 *Yoshiyuki TASHIRO*
福岡県・田代歯科医院

 はじめに

　近年、歯周治療の知識・技術・材料の進歩は目覚ましく、より侵襲が少なく効果的な治療方法が開発されている。しかしながら、歯周治療の基本は、歯周基本治療や非外科的療法であることは、異論がないであろう。

　この治療は、すべての歯周病患者に行うものである。外科処置を行う歯科医師は、非外科的療法にも精通することが求められている。本項では、歯周基本治療を行いながら、歯根切除、捻転再植、矯正治療を行った症例を通して、歯周基本治療・非外科的療法について考えてみたい。

 歯周基本治療と非外科的療法

　歯周基本治療（initial preparation, initial therapy）は、基本治療、歯周初期治療、イニシャルプレパレーション、原因除去療法ともいわれ、歯周病の病原因子を排除して歯周組織の病的炎症をある程度まで改善し、その後の歯周治療の効果

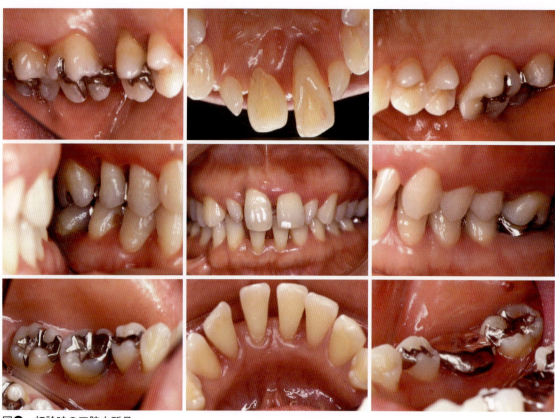

図❶　初診時の口腔内所見

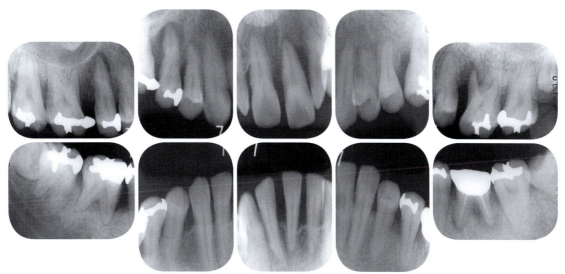

図❷　初診時のデンタルX線写真10枚法

を高め、成功に導くための原因除去治療をいう。治療は、プラークコントロール、スケーリング・ルートプレーニング、咬合調整、抜歯などの処置が主体となる[1]。大別すると、細菌感染に対する処置と咬合性外傷に対する処置がある[2]。

非外科的療法（non-surgical therapy）は保存的療法ともいわれ、歯周外科治療を行わず、スケーリング・ルートプレーニングのみで歯周治療を進める方法である。歯周基本治療を確実に行えば、歯周外科治療とほぼ同様の効果を及ぼすとの報告もある。しかし、深い歯周ポケットや根分岐部病変を有する臼歯部では、歯周外科治療を行うほうがより確実で良好な結果が得られると考えられている[1]。これらのことから考えると、非外科的療法は歯周基本治療に含まれ、歯周基本治療はより包括的な治療であると解釈できる。

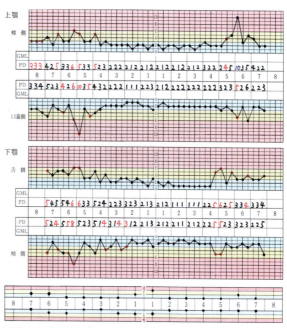

図❸　初診時のプロービングチャート

症例

患者：35歳、女性（公務員）
主訴：左上の前歯が伸びてきた。左上の奥歯がたびたび腫れる。
現病歴：中学生のころから、歯肉腫脹と歯肉からの出血があり、多数の歯科医院を受診してきたが、ブラッシング指導と投薬処置のみで、根本的な治療は行われなかった。最近、前歯が突出してきたので、近医を受診したところ、抜歯を勧められたが同意できず、知り合いの紹介で来院。
既往歴：紫外線アレルギー
家族歴：夫も歯周病である。

現病歴、初診時の口腔内所見（**図1**）、デンタルX線写真10枚法（**図2**）、プロービングチャート（**図3**）から臨床的に侵襲性歯周炎と診断した[2]。

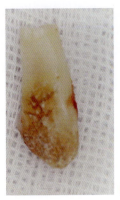
図❹　除去した近心頰側根

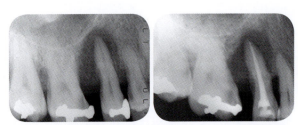
図❺　骨吸収の著しい5｜。歯髄炎のため抜髄、根管充填

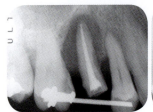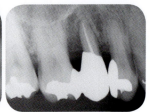
図❻　捻転再植。補綴物により連結固定を行った

　プラークの付着は少ないものの、歯頸部付近の歯肉には発赤があり、歯間離開と挺出、｜1の歯根露出、5｜6の骨吸収、｜6の根尖性歯周炎、不良補綴物などが認められた。
　現在は、侵襲性歯周炎・慢性歯周炎の診断名がなくなり、歯周炎として新しく「ステージ」と「グレード」による分類に変更されている。しかし、新分類法は、米国歯周病学会と欧州歯周病学会のワークショップの結果であり、日本歯周病学会が公式に発表したものではない[3]。
　まず、通法に従って診査後、治療計画としてできるだけ早期に主訴の改善を心がけ、歯周病の原因除去、口腔内の環境の改善（不良補綴物の除去・修正）を行うこととした。患者教育として、現在の病状、プラークの継続的な除去の必要性、生涯を通じた口腔内管理が重要であることを説明した。ブラッシングは頰側面・舌側面をバス法とスクラビング法、隣接面は歯間ブラシを鼓形空隙の大きさに合わせて指導した。
　スケーリング・ルートプレーニングは、グレーシーのキュレットをチェアーサイドで必要に応じて、シャープニングを施しながら行った。鋭利なスケーラーは側方圧を最小限にして、器具操作を安全にする。その反面、一生懸命行いすぎると、過度にセメント質を除去して知覚過敏に悩まされ、抜髄に至ることもあるので、気をつける必要がある。また、適切なポジショニング・把持法・レストの位置も重要なので、トレーニングをして習熟することが大切である。
　非付着性プラークを除去するため、来院のたびに全顎的な歯周ポケット内洗浄をシリンジまたは超音波スケーラーを使用して行った。洗浄単独でも歯周ポケットが減少する可能性があるので、有効な補助的手段である[4]。
　初診時に2つの問題点を訴えていたので、比較的早期に解決できる｜6の治療から開始した。｜6の近心の歯周ポケットは10mmであったため、根尖部まで感染が進行していると診断した。したがって、歯周基本治療、歯肉剝離搔把術では近心根のデブライドメントが確実に行えないと判断し、歯内治療後、近心頰側根の歯根切除を行った。近心根には根尖まで歯石が付着していた（図4）。
　5｜の遠心には、著しい骨吸収と10mmの歯周ポケットがあり（図5）、同様にデブライドメントが困難と判断し、口腔外でデブライドメント後、歯周ポケットの深かった抜歯窩遠心の骨面を丁寧

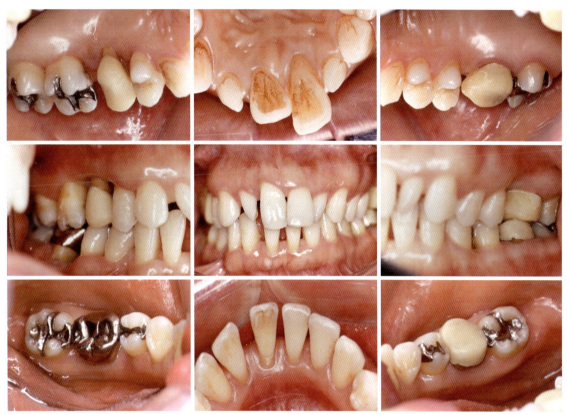

図❼ 再評価時の口腔内所見

に掻爬し、歯を捻転させて再植した（図6）。その後、ワイヤーにて患歯の安静を図るため固定を行った。

デブライドメントとは、生体に外来から沈着した刺激物、およびそれによって変性した組織などを除去することをいう。歯周治療においては歯肉縁下のプラーク、歯石、汚染歯根面、不良肉芽組織を除去することを指す[1]。

その後、歯周基本治療を継続した。再評価時の所見では、初診時にみられた歯頸部歯肉の発赤は消失し、歯根切除、捻転再植を行った部位の治癒も良好であった（図7）。

しかし、6̄は外科処置を行っていないにもかかわらず、歯髄炎症状を呈し歯内療法後、全部被覆冠で補綴処置を行った。また、歯間離開や歯列不正が残存していた（図7）。プロービングチャートを図8に示す。この時点で患者と最終補綴に移

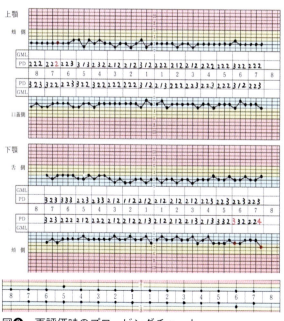

図❽ 再評価時のプロービングチャート

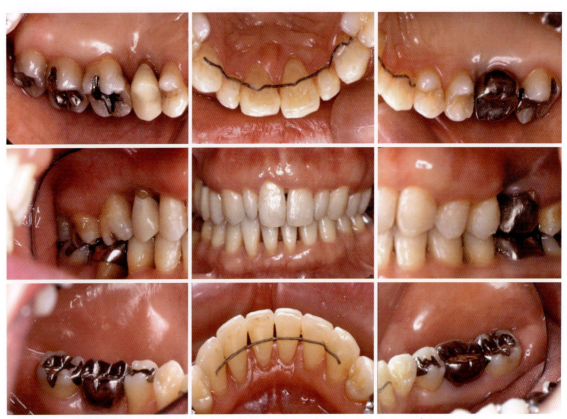

図❾　矯正治療終了時の口腔内所見

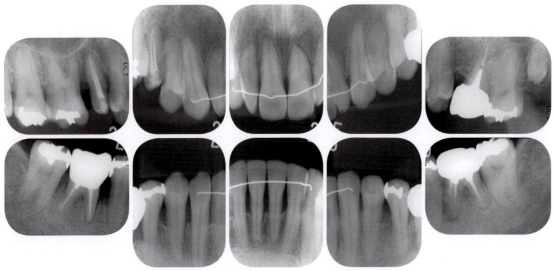

図❿　矯正治療終了時のデンタルX線写真10枚法

行するかどうかの確認を行った。
　さらなる歯列不正の改善を行うため、矯正治療を行うこととなった。矯正治療は九州歯科大学附属病院の矯正歯科でマルチブラケットにより行っ
た。矯正治療中も歯周基本治療を継続し、来院ごとの全顎的な洗浄も継続した。
　矯正治療終了時の所見では、ブラックトライアングルは認められるが、歯間離開や歯列不正は改

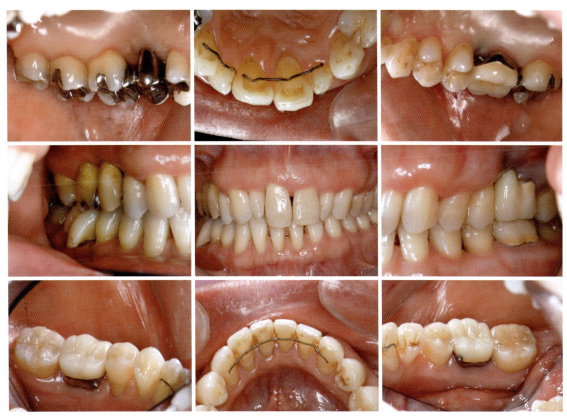

図⓫ メインテナンス時の口腔内所見

善した（図9）。また、1の舌側の歯根露出は著しく改善していた。しかしながら、矯正的圧下を行ったために歯根吸収を惹起していた（図10）。

矯正治療後、口を開けると金属が見えるのが気になると訴えたので、補綴処置にて審美性を改善し、5はインレーとクラウンで連結固定を行った（図11）。メインテナンス時のプロービングチャートを図12に示す。

 考察

1．歯周基本治療の効果と限界

今回、外科処置を行った部位は、5|6である。それ以外は、歯周基本治療のみで治療を行い、歯周ポケットが3mm以下に改善している。つまり、歯周ポケットが深くても、原因が除去されれば外科処置の必要性がなくなる。

しかし、歯周基本治療によるスケーリング・ルー

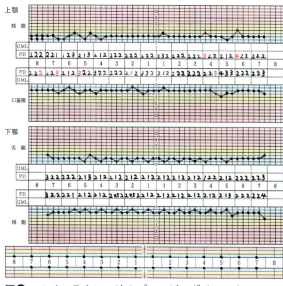

図⓬ メインテナンス時のプロービングチャート

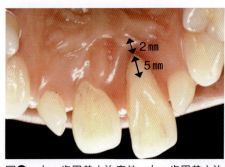 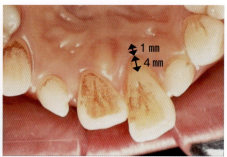

図⓭　左：歯周基本治療前。右：歯周基本治療後

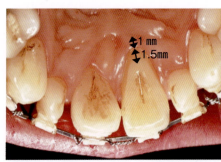 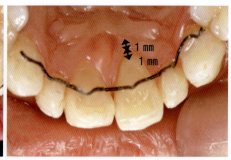

図⓮　左：矯正治療中。右：矯正治療後

表❶　プロービングポケットデプスと臨床的アタッチメントレベルの変化（mm）

	PPD	CAL
歯周治療前	2	7
歯周治療後	1	5
矯正治療中	1	2.5
矯正治療後（保定中）	1	2

トプレーニングは盲目下での処置なので、深い歯周ポケットでは感染物質の取り残しの可能性がある。そのため、定期的に再評価を行い、歯周ポケットが深くなったり、急発化した場合は、外科処置の必要性を検討すべきである。

また、歯周組織の破壊が進行し根尖まで感染していると明確に診断できる場合は、歯周基本治療では感染物質の除去が困難なので、外科処置にてすみやかに除去することが望ましい。何らかの理由で外科処置ができない場合は、定期的な歯周基本治療で病変の進行・急発化を起こさないことが大切である。

外科処置後、矯正治療中や治療後にも歯周基本治療を継続することは、外科処置後の治癒の安定化に繋がり、矯正治療を安全に行うことを可能にすると考えられる。

⎿1舌側の歯根露出に対しては、歯周基本治療で2mmの臨床的付着の獲得があり、矯正治療中には2.5mm、矯正治療後には0.5mmの臨床的付着の獲得があった（**図13、14、表１**）。

この結果は、歯周基本治療と矯正治療を併用した相乗効果と考えられる。付着が喪失している管理された歯周組織において、矯正的圧下により歯周組織に新付着が生じることが動物実験で証明されている[5〜7]。

2. 主訴への対応

患者との信頼関係を構築するためには、主訴の改善が必須である。主訴には、早期に解決できる場合と時間がかかる場合がある。治療計画立案時の段階で説明し、患者の同意を得ることは、治療を円滑に進めていくために重要である。

歯周炎の急発といった感染による炎症は、その原因を除去すれば早期に治癒するが、矯正治療や補綴治療に関連するものは比較的長期にわたることが多い。また治療の長期化に伴い、主訴が変化することもあるので、そのつど確認が必要である。

3. 未来の歯周基本治療に望むこと

現在の歯周基本治療は、出尽くした感がある。今後は、レーザーや超音波装置など新たな器具・薬剤の開発がますます進むであろう。

一方、「プラークコントロールはすべての治療に優先される」[2]とあるように、細菌性プラークが付着しやすい現代の食生活を改善する方法、つまり細菌性プラークが形成されないような食生活や生活習慣を確立することが重要ではないだろうか。この分野のいっそうの発展を希望している。

まとめ

この患者とは25年以上の付き合いである。患者はいつも「もっと早くから、歯周病を治療していればよかった」と言っている。この言葉はこれからの歯周病治療のあり方を示唆している。小児のころから歯周基本治療を行っていれば、重度な歯周病になることはまずなかっただろう。同時に、超高齢社会の日本では、高齢者に対する「寄り添う歯周基本治療」も必要とされている。かかりつけ歯科医として、この2つの側面から歯周基本治療を実践していきたい。

最後に歯科医師として育ての親である九州歯科大学と同大学名誉教授の横田 誠先生に深謝いたします。

【参考文献】

1) 特定非営利活動法人日本歯周病学会：歯周病専門用語集. 医歯薬出版，東京，2007.
2) 特定非営利活動法人日本歯周病学会：歯周治療の指針2015. 医歯薬出版，東京，2016.
3) 辻 翔太：約20年ぶりに改訂された欧米「歯周疾患の分類」. ザ・クインテッセンス，37（9）：55-58，2018.
4) 波多江久実：超音波スケーラーのチップを用いた歯周ポケット内洗浄による臨床的および細菌学的効果について. 九州歯会誌，51：842-850，1997.
5) 森本 秀：歯周治療における矯正的圧下の影響. 九州歯会誌，47：607-619，1993.
6) Yoshiyuki Tashiro, Makoto Yokota：An experimental study of the effect of orthodontic intrusion and retention on periodontal regeneration, Journal e periodontolgie & d, implantologie orale, Vol. 21：02-pp. 237 a 250, 2002.
7) 田代芳之，横田 誠：歯列のレベリングと歯肉歯組織との関係. 臨床家のための矯正 YEAR BOOK '99，クインテッセンス出版，東京，1999：210-219.

第2章 歯周治療

2 歯周外科治療における術式のポイント

筒井祐介 *Yusuke TSUTSUI*
福岡県・筒井歯科医院

　歯周外科治療を選択する目的は、内部環境の改善と外部環境の改善に大別される。内部環境へのアプローチで多い処置は、病的なPPDを伴った歯周炎に対する歯周外科治療である。また、外部環境のアプローチで頻度が高いものは、生物学的幅径を獲得するための歯冠長延長術だろう。

　また、歯周外科治療は大きく分けて、切開、剥離、デブライドメント、縫合の4点に集約される。それぞれが非常に重要であり、一つでも失敗すれば最終的によい結果を得ることはできない。

　以下にその注意点を記す。

①切開
- フラップデザインを術前に設計する
- スムーズなラインを作る。ソーイングモーションにならないように

②剥離
- 挫滅させないよう丁寧に行う
- 骨膜を可及的に温存する

③デブライドメント
- 目的や病態に合わせた器具を用いる
- 時間をかけてもよいので根気よく行う

④縫合
- 目的に合わせた縫合方法を用いる
- 縫合糸はモノフィラメントを使う

　本項では、一つの歯周外科治療で内部、外部環境とも改善を図った症例を提示する。歯周組織再生療法を考えた場合、成功の一つのポイントは可及的に一次閉鎖を得ることである。また、歯冠長延長術を考えた場合、歯肉弁の移動が非常に重要となる。つまり、両方とも縫合をいかにして行うかという点が、術式の成否を分ける。

　以下に、筆者が用いる代表的な縫合方法を提示する。

1．単純縫合（図1）

　基本的な縫合方法で使用頻度も最も高い。簡便なため、どの術式にも使用できるが、摘まむような形で結紮するため、弁を引き上げる方向に力がかかることを理解する必要がある。

2．マットレス縫合（懸垂マットレス縫合：図2）

　縫合糸をU字型に刺入して縫合する方法。一本の糸で、行って帰っての形で単純縫合するイメージとなる。そのため、弁を引き上げる作用が強い。懸垂マットレス縫合は、よりその作用が強く働く。一次閉鎖を強く狙う場合によく用いる。

3．マットレス縫合の変法（図3）

　通常のマットレスとは違い、片側の弁の外から刺入し、内から針を出す。それを両側の弁に行う。剥離していない部位に第一刺入点を作ることによって、弁の移動を防ぐ。また、弁を移動させたうえで刺入点を作れば、歯肉弁を移動させること

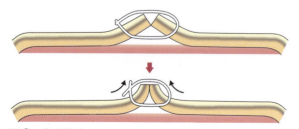

図❶　単純縫合

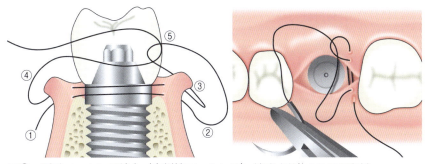

図❷ 懸垂マットレス縫合（内側性マットレス）(参考文献[1]より引用改変)

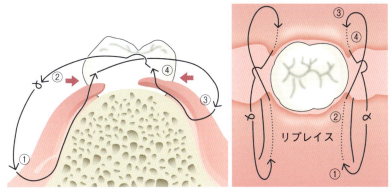

図❸ マットレス縫合の変法（外側性マットレス）(参考文献[2]より引用改変)

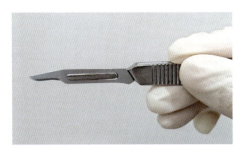

図❹ 筆者がよく使用するメス：15c。これ以外に12bやマイクロ用メスを用いる場合もある

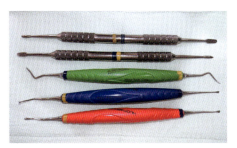

図❺ 筆者がよく使用する剥離用器具：MTラスパ（上2本）、トンネリングインスツルメント（下3本）

ができる。

　この3種類の縫合方法を組み合わせて、歯周外科治療を行うことが多い。それぞれに特徴があり、その原則を把握しておくことが重要であると考えている。

歯周外科治療に用いる器具

①切開

　15cを基本としている（図4）。12bも用いる。

②剥離

　MTラスパ、トンネリングインスツルメント（図5）。MTラスパのダイセクターを用いて、剥離を行う時間が最も長い。より微細な手術には、トンネリングインスツルメントを用いている。

③デブライドメント

　各種の器具を用いている。一つの器具では、すべての部位に対応できない。多くの種類を用意する必要があると考えている（図6）。

④縫合

　カストロビージョ型の持針器が必須である。縫合糸はモノフィラメントを使うべきで、筆者はナイロン糸を使うことが大半である（図7）。

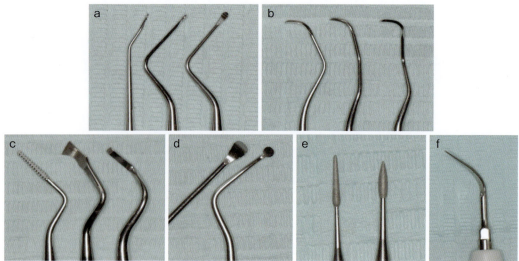

図❻　筆者がよく使用するデブライドメント用器具。a：ハーシュフェルト、b：グレーシーキュレット、c：シュガーマンファイル、ペリオドンタルチゼル、d：ボーンキュレット、e：ルートプレーニングバー、f：超音波スケーラー

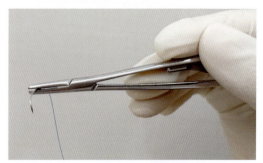

図❼　筆者がよく使用する持針器：カストロビージョ型持針器とナイロン糸付き縫合針

 症例

患者は54歳、女性。前歯が気になるとの主訴で来院した。前歯部のデンタルX線写真（図8）から、2|遠心には根尖部に達する垂直性骨欠損、|2の近心には軽度の垂直性骨欠損が認められる。また、|3は骨縁下う蝕がみられる。患者と相談のうえ、歯周基本治療終了後、同部位に歯周外科治療を行うこととなった。垂直性骨欠損には歯周組織再生療法を、骨縁下う蝕には歯冠長延長術を行う。

この2つの術式は、原則的に目的が異なる。再生療法の成功のためには、一次閉鎖が必要である。そのためには、歯肉弁を持ち上げて、弁の断端と断端をテンションフリーで縫合する必要がある。

一方、歯冠長延長術は歯肉弁を下げて、健全歯質を骨縁上に露出させなければならない。つまり、この2つの術式は弁の移動方向が逆であることが大きなポイントだと考える。

実際の歯周外科治療では、まず切開を行い、慎重に歯肉弁を剥離し、フラップを形成した。フラップデザインは、本来であれば骨欠損上を避けて切開を行うのが原則である。しかし、本症例は骨欠損が大きく、骨欠損上を避けると、切開線が大きく唇口蓋側に寄ってしまうため、隣接面のやや口蓋側から中央寄りに設定している（図9、10）。

その後、徹底したデブライドメントを行った。デブライドメントにはハーシュフェルト、グレーシーキュレット、Er:YAGレーザーなどさまざまな器具を用いている。ポイントとしては、骨欠損部の頬側の骨を最大限温存できるよう注意した。また、|3は必要最低限の骨切除を行っている。

デブライドメント終了後、エムドゲインを塗布したうえで、骨補填材を填入した（図11）。そして、縫合を行っている（図12）。再生療法部位である2|2には、懸垂マットレス縫合と単純縫合を組み合わせている。この2つの縫合方法は、歯肉弁を引き上げる作用がある。これにより、可及的に一次閉鎖ができるよう注意した。

一方、|3には、マットレス縫合の変法を用いている。この縫合方法により、歯肉弁を根尖側に位置づけ、歯肉縁上の健全歯質の確保を狙った。術

症例

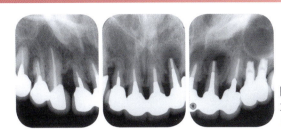

図❽　初診：54歳、女性。
主訴：前歯が気になる
（2015年1月14日）

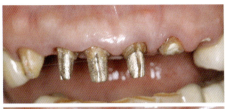
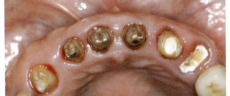

図❾　術前

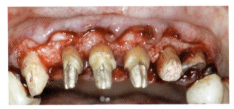

図⓫　骨補塡材を塡入

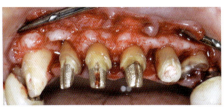
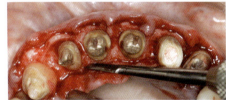

図❿　術中

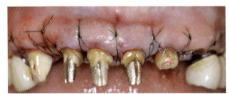
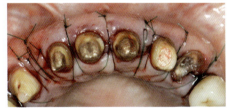

図⓬　縫合

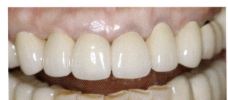
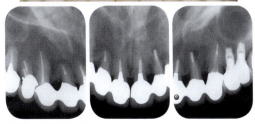

図⓭　術後約1年

後の経過をみると、2|2の骨欠損は一定程度の治癒がみられる。また、|3に関しても、健全歯質を確保したうえで、良好な状態で保存できた（図13）。

 まとめ

歯周組織再生療法を含めた歯周外科処置の成功のためには、切開、剝離、デブライドメント、縫合のそれぞれのステップを確実に施行していくことが重要である。また、それぞれの目的に合致した縫合方法を選択することで、よりよい治癒が得られると考えている。

【参考文献】
1）杉崎正志：切開と縫合の基本と臨床．ヒョーロン・パブリッシャーズ，東京，2003：76．
2）筒井昌秀：イラストで見る筒井昌秀の臨床テクニック．クインテッセンス出版，東京，2004：25．

第2章 歯周治療

3 歯周治療における力への対応

椋 誠二 Seiji MUKUNOKI
山口県・むくのき歯科医院

　「慢性歯周炎は、炎症（細菌感染）によって惹起され、その修飾因子として力（咬合力）が破壊を増悪する」と考えられて久しく、そのため炎症の主因である細菌の量および質を変化させる目的で患者とともにプラークコントロールを実践することが歯科医院の重要な役割の一つになっている。

　プラークコントロールは歯周治療を成功に導くために必要不可欠であり、炎症の消退はその後の処置を容易にするばかりでなく、咬合の問題など力の要素の診断にも関与している。一般的に臨床ではcombined lesionも多いため、咬合干渉を除去しながら炎症のコントロールを行っていくことが多い。

　力が大きく関与しているケースでは、歯冠修復や矯正も視野に入れて、その原因を解消していく必要がある。加わる力の減弱、力の方向の適正化、力の分散などの方法を使い、力の集中を解消することで歯周組織は安定し、**図1**のようにX線写真では骨吸収とみられていた像から歯槽骨が明瞭化してくることも少なくない。

　本項では、歯科医師として歯周治療における力の問題にどのように対応していくか症例を交えてお話ししたい。

診査

　では、診療室において目に見えない力への対応は、具体的にどうすればよいだろうか。疼痛などの自覚症状があれば特定は容易であるが、無自覚の状態のなかで、その徴候をみつけ該当歯を特定するにはどうしていくか。その方法の1つとして、筆者は事前に採取したデンタルX線写真10枚法から骨吸収の形態と歯根膜腔の拡大を確認すると同時に、歯周組織検査の動揺度と照らし合わせて参考にしている。

　たとえ動揺のある歯であっても、支持骨量がそれに見合ったものであれば、その歯にとって咬合力は大きな問題にはならない。しかし、骨吸収が少ないにもかかわらず動揺がみられるなど、支持骨量と動揺度に不釣り合いがある場合や、垂直性骨吸収がみられる場合では、咬合力が集中し咬合性外傷になっている可能性が考えられる。

　とくに傾斜歯では、咬合力が歯軸に対して垂直方向に伝わらず、生理的範疇の咬合力でも負担になることもあるため、注意を払う必要がある。また、傾斜側での骨吸収が進行すると、プラークコントロールが困難になり、中長期的にみて予後が悪いことが懸念される。

　口腔内では、タッピング時のフレミタスの有無によって判断するとわかりやすい。**図2**のように人差し指を歯の頬側に当てて行うが、その際は1

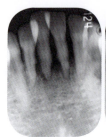

a：術前　　　　b：術後
図❶　48歳、女性

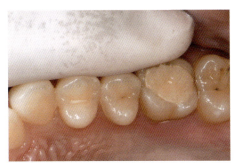

図❷　フレミタスを感知しやすい人差し指で触診する

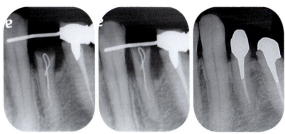

a：術前　　b：挺出後　　c：術後
図❸　59歳、男性

歯のみではなく、隣接歯を含め2、3歯に触れてタッピングさせると動揺歯があきらかになる。

術式

歯周治療時に行う力のコントロールの方法として、最も頻繁に行われるのは咬合調整であろう。咬合調整は咬頭嵌合位（以下、ICP）や側方運動時の咬合干渉の除去に対症療法として行われることが多く、よい結果を得るには正しい方法と手順で行う必要がある。

前述した方法で咬合干渉のある歯を確認できたら、指の位置はそのままに歯を固定するようなイメージで少し強めに押さえる。その状態で咬合紙を噛んでもらい、接触点を確実に印記してから咬合調整を行う。これをフレミタスが感じなくなるまで繰り返していく。

ICPでのフレミタスを感じなくなったら、続いて側方運動での咬合干渉をチェックしていくが、これもICPと同様の方法で行っていく。この際、理想的な咬合面形態に近づけるようにできるだけ相似形に調整することも、新たな干渉を作らない要件である。

咬合紙の色が印記しにくい場合には、ワセリンや流動パラフィンなどを咬合紙に薄く塗布すると着色しやすくなるが、それでもわかりにくい場合はブルーシートワックスなどを使うと咬合接触点を確認できる。

咬合調整による歯冠形態の修正で問題が解消できればよいが、その他の原因を抱えている場合では、もう少し踏み込んだ治療が必要になってくる。具体的には垂直的骨吸収を伴うケース（症例1）や歯の傾斜や転位があるケース（症例2）などがそれにあたる。

まず、症例1（図3）では、歯周外科でポケットが改善できたとしても骨と歯肉の形態からプラークが蓄積しやすく、また臨床的歯冠歯根比が悪く予後に不安が残る。この場合、補綴処置を前提として十分に削合し、完全に咬合ストレスを除去するとともに自然挺出による歯槽骨の平坦化を考える。もちろん狙いどおりに挺出する場合ばかりではないので、必要に応じて矯正的挺出を行う。骨の欠損形態によっては再生療法が適応とされることもあるが、1壁性や2壁性の骨欠損では難しいことも多い。

そして、最終的な判断はプロビジョナルレストレーションを用いての再評価になるが、動揺が大きい場合には隣接歯と連結固定して補綴することも選択肢に入れる必要がある。

次に、症例2（図4）では、シャーピー線維の走行方向から考えても咬合支持には不利であり、清掃性にも問題がある。長期的な予後が悪いため、その場合の対応として矯正治療が第1選択になる。

臨床では中間歯の欠損や補綴物脱離を放置したことによる後方歯の近心傾斜がよくみられる。この対応には、モジュールを利用した簡便なものからアンカースクリューを用いた部分矯正まで選択肢は多様であるが、傾斜角度や動かす量によって適切な矯正方法を選択していく。矯正中は歯軸の

症例2

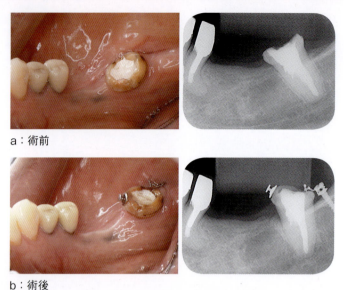

a：術前

b：術後
図❹ 58歳、女性

症例3

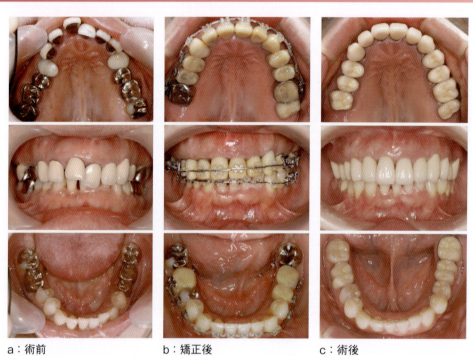

a：術前　　　　　　　　b：矯正後　　　　　　　c：術後
図❺ 40歳、女性

整直による干渉が起こりやすく、対合歯との咬合関係に注意しながら進める必要がある。

 症例

　症例3（図5、6）の患者は40歳の女性で、全身疾患などの特記事項はない。診査所見として、咬合平面の乱れと咬合高径の低下、下顎の左側偏位が認められた。上顎には歯列全体に病的歯牙移動の結果と考えられる叢生がみられ、5̄4̄の舌側傾斜から頬杖等の態癖も疑われた。また、不適合な歯冠修復が散見され、プラークコントロールが難しい環境であった。全顎的に中等度の水平性骨

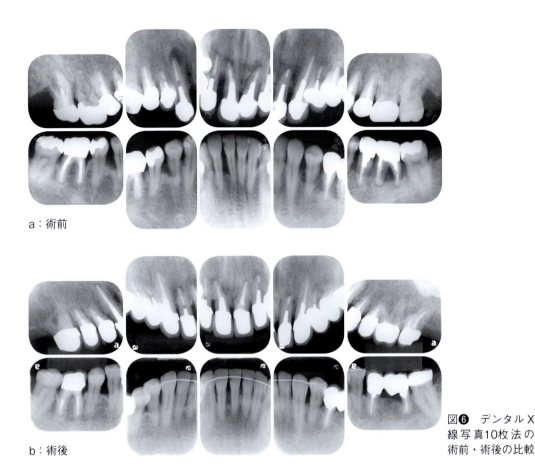

a：術前

b：術後

図❻ デンタルX線写真10枚法の術前・術後の比較

吸収と $\frac{7}{4}\frac{1}{1}|\frac{3}{4}\frac{7}{6}$ に垂直性骨吸収、$\underline{7}$・$\overline{6}$ にⅢ度、$\overline{7}$ にはⅡ度の根分岐部病変が認められた。

まずは歯周基本治療と歯内治療を行っていくうえで、不適切な補綴物をテンポラリークラウンに置き換え、同時にフレミタスを感知する部位には前述のように咬合調整を加えて、顕著な垂直的骨吸収を伴う部位は自然挺出を試みた。

再評価でポケットが残存する部位には、アクセスフラップで直視下での徹底したデブライトメントを行った。その際に $\underline{7}$ は保存不可能と判断して抜歯、$\overline{7}$ は遠心根を抜根し、$\overline{6}$ は根分割をした。歯周組織の安定を待ち、歯軸の傾斜と前歯部オーバージェットの改善を目的に矯正治療を行った。残念ながら、治療中に $\overline{6}$ の近心根が破折して抜根となったが、歯軸の改善など矯正治療による一定の成果は得られた。

下顎位の模索を行った後にプロビジョナルレストレーションを作製していくが、この段階の再評価で $\overline{4}$ の近心と $\overline{4}$ の遠心にポケットの再発が認められたため、再度歯周外科を行った。その後は予定どおりにファイナルのセットまで進め、現在は月に1度のSPTで歯周組織と咬合の管理をしており、安定している。

まとめ

歯周治療における力の対応について述べてきたが、もちろんこれだけで力の問題のすべてが解決できるわけではない。術後に問題が起こることもあるが、その原因は炎症の再発よりも力によるものが多い。それだけ力のコントロールは難しく、力の問題に取り組む姿勢は治療のどの段階にあっても、常に意識する必要がある。

歯周治療ではプラークコントロールなど歯科衛生士の役割が多く、治療の中心にあることが多い。しかし任せきりにするのではなく、歯科医師が力の問題に目を配りながら歯科衛生士をサポートすることで、歯周治療の能率と成績が向上すると考えている。

第3章 保存修復

1 コンポジットレジン修復成功のコツ

樋口克彦 *Katsuhiko HIGUCHI*
福岡県・ひぐち歯科クリニック

CR修復の利点・欠点

　コンポジットレジン修復（以下、CR修復）は、日々の臨床のなかで頻繁に行われている修復法の一つである。ところが、従来より、接着、色調、耐久性の問題で信頼性の低い治療として捉えられてきたのも事実である。しかしながら現在、接着性の向上、マテリアルの進歩により、多くの問題が解決され、信頼できる修復治療になっているのではないかと考える。
　CR修復の利点としては、治療回数を少なくできる、リカバリーしやすい、患者の審美的要求に応えられるなどが挙げられる。最大の利点は歯質の削除量を少なくすることで、イギリスのエルダートンが1990年に提唱したRepeat Restoration Cycleの進行を緩やかにできることではないかと考えている。
　欠点としては、充塡物の脱離、不適合、形態の不調和、色調の不一致、他の修復治療に比べて経年的な変化が大きいなどが挙げられる。経年変化に関しては、マテリアルの物性によるところが大きいが、その他は術者の手技による影響が大きいと考えられる（図1、2）。

欠点への対応

　充塡物の脱離に関しては、接着操作の不備が考えられる。そのなかでも筆者が注意している点は、う蝕の取り残しである。遊離エナメル質を残して充塡することはある程度可能であるが、逆にエナメル象牙境部位などのう蝕を取り残す可能性も考えられるので、う蝕検知液などを用いた確実な除去を心がけている。
　また、接着操作においては、光重合型のボンディング材を使用している場合、十分な光強度を当ててしっかりとボンディングレジンを硬化させないと、接着が不十分になることがある。したがって、複数回の光照射を行い、十分な光強度にて硬化させるようにしている。
　適合に関しては、さまざまなマトリックスを用い、拡大鏡やマイクロスコープにて辺縁適合性を

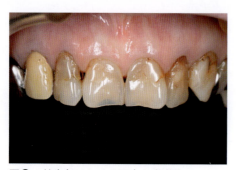

図❶　前歯部における不良な充塡物

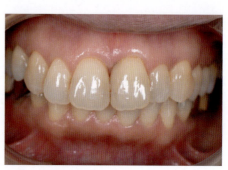

図❷　術後11年。正中部の充塡物の色調に変化がみられる

確認しながら、充填するようにしている。

形態の不調和に関しては、充填操作においてフリーハンドで充填を行うことが多いため、形態のイメージをしっかり頭のなかで描きながら、充填を行っている。

色調の不一致に関しては、CRマテリアルには色調の選択肢が多くないので、カメレオン効果を考えたり、ベベルを付与するなどして対応している。

経年的変化については、マテリアルの進化により過去のマテリアルよりも変化しにくくなっていると考えるが、セラミックスなどと比較すると経年的変化はあると考えられるので、充填する際の注意事項として、患者にも十分に説明している。

 形態を重視したCRの術式

CR修復は臼歯部、前歯部などさまざまな部位で活用できるが、とくに前歯部での色調の不調和、形態の不一致などは、悩ましいところではないかと思われる。そこで、本項では前歯部にフォーカスをあてて、前歯部CR修復における日常臨床の技とコツを解説させていただく。

前歯部CR修復では、形態、色調、表面性状などを考慮しなくてはならない。この項目はすべて重要であるが、最も重要と考えるのが形態である。

形態の付与に関しては、G. V. Blackの分類でいうⅢ級窩洞やⅤ級窩洞であれば、形態の付与を難しく考えることはないが、Ⅳ級窩洞などとくに切縁を含む窩洞になると、審美的にも影響を与えやすい。

また、補綴歯に隣接する歯や正中離開部に充填を行う際などは、とくに形態に対する配慮が必要となる。基本的な歯の形態をイメージし、左右同名歯と対称的になるように気をつけている。注意点としては、近遠心の切縁隅角、コンタクトポイントの位置関係、近遠心隆線などが挙げられる（図3）。

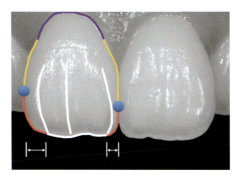

図❸ 近心と遠心の隅角部は近心のほうが角度が急であり、切縁からの幅が短い。またコンタクトポイントの位置も近遠心では高低差がある

とくに中切歯の近心隅角部は、左右対称に形態を付与することにより、良好な結果を出せると考える。また、隆線の付与によって、歯軸の方向性も一致させることができる。コンタクトポイントの位置は、基本的に近遠心で高低差があるので、付与するときには気をつけたい。

実際の臨床では、充填時に形態を付与しやすいマトリックスなどを用いているが、細部についてはフリーハンドで形態を整えていくことが多い。そのあたりが、テクニックセンシティビティーである。

Ⅳ級窩洞を充填するときには、術前にシリコーンにてバックウォールを作製しておき、まず舌側を充填する。続いて、隣接面、唇側面の順番で充填を行っていく（図4～9）。

 症例

患者：32歳、女性
主訴：前歯部の審美障害

口腔内を観察すると、前歯部は2+3まで唇側にCR充填が行われており、色調の不一致から審美障害を起こしている。また、患者は1|1の形態の不調和も気にしている。患者の希望は、1|1の形態を揃えてほしい、CR充填の色調が不一致なので改善してほしい、経年的変化の少ない治療にしてほしいなどであった（図10）。

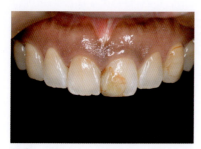
図❹ 術前。|1の充塡物の変色を認める

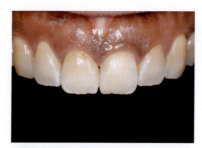
図❺ 術後の状態

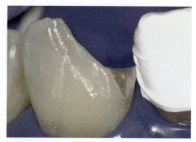
図❻ 古い充塡物を除去し、歯面処理を行う

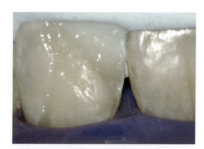
図❼ 術前にシリコーンにてバックウォールを作製し、舌側を充塡する

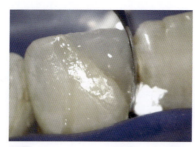
図❽ マトリックスを用いて、隣接面の充塡を行う

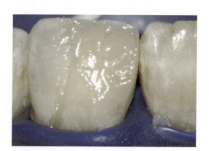
図❾ 最後に唇面の充塡を行う

　治療方法として、CR充塡、ラミネートベニア、セラミッククラウンなどが挙げられる。それぞれの治療方法について検討した。

1．CR充塡

1）利点
- 他の修復法と比較して、歯質の削除量が少ない。
- 治療期間を短縮できる。

2）欠点
- 形態の改善は可能であるが、切縁への充塡は、咬合力などで脱離する可能性がある。
- 経年的変化は必ず起こる。
- 色調もある程度までしか改善できない。

2．ラミネートベニア

　患者の希望である形態、色調、経年的変化の面からは、ラミネートベニアが第一選択と考えられた。しかしながら、唇側の充塡物は、象牙質内まで到達している部位もあり、接着操作や形成量、形態付与などに関して、筆者の手技では難易度が上がると考えた。

3．セラミッククラウン

　セラミッククラウンは、形態、色調改善には最適であるが、歯質の削除量が多くなることから、今回は選択肢から外した。

　一度、CR修復に不満を抱くと、患者は再度同じ治療方法を受け入れづらくなる。しかしながら、当院で施術した症例などを提示して、CR充塡、ラミネートベニアの利点・欠点、費用を含めた詳細について患者と話し合い、最終的にCR充塡による治療を選択した。

4．治療時の注意点

　CR充塡は、受診当日に充塡が可能な治療であるが、患者と術者との間で治療後のゴールのイメージを近づけておかないと、術後トラブルになりやすいと考えている。

　そのためには、まずおおまかに仮充塡を行い、形態、色調を含めた術後のイメージを患者に見てもらい、形態などのゴールを共有している（図11）。

　本症例では、2|2は充塡物のやり直しが中心で

症例

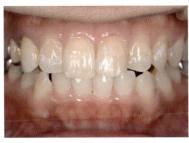
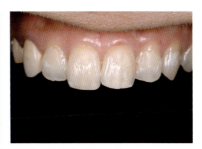

図❿　術前の状態。充填物の変色、歯の形態の不調和を認める

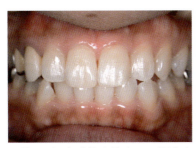
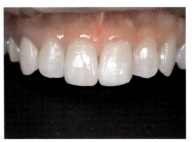

図⓫a　旧充填物を除去し、再度充填を行った　　図⓫b　1̲の切縁部の仮充填を行った

あるため、形態のおおまかな変更は行っていないが、1̲|1̲は形態を変えるために仮充填を行った。この時点で患者に確認してもらい、形態、色調などの希望を聞く。後日、再度希望などを確認してから、最終的な充填を行った。

具体的には、1̲|1̲は唇側の充填物を除去し、再度充填を行った。1̲|は1̲よりも口蓋側に位置していたため、近心部にCRを追加した。また、|1̲は切縁にCRを追加している。

この時点で、|1̲の遠心隅角部が左右非対称となっており、患者も「そこの形態が気になる」とのことであった。色調に関しては満足していたため、図11の状態から形態を変更することで、治療のゴールとした（**図12**）。

5．術後の状態

患者と術者のゴールのイメージを共有できたのではないかと考える。経年的変化に対しても、メインテナンスにて対応していくことに同意してもらった。

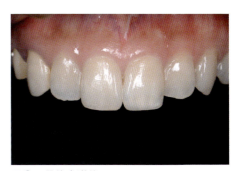

図⓬　最終充填後

 まとめ

CR充填は、さまざまな部位で活用できると考える。とくに前歯部においては、審美的な改善も可能である。しかしながら、限られた材料のなかでは、色調を再現することは難しい。形態の与え方により、色調の不一致をカバーできるケースもあるので、十分に注意しながら形態付与を行っている。また、繰り返しになるが、1歯でなく複数歯にわたるCR充填であれば、とくに患者との治療後のイメージを共有することが大切である。

第3章 保存修復

2 CAD/CAM インレー

中尾伸宏 *Nobuhiro NAKAO*
福岡県・戸畑駅前セントラル歯科

はじめに

　CAD/CAMの進歩により、従来のメタルインレー修復、セラミックインレー修復と比べて、短時間で簡便に修復を行えるCAD/CAMインレーが日常臨床に普及してきた。

　これらの利点を生かして、患者の口腔内のメタルインレーを入れ替えるなど、おおいに活用していくべきだと考える。しかし、臨床におけるポイントを守らなければ、術後に修復物の破折、脱離、歯髄症状などのトラブルを招くことになる。

　そのようなトラブルを起こさないためにも、注意点や工夫について、実際の術式とともにお伝えしたいと思う。

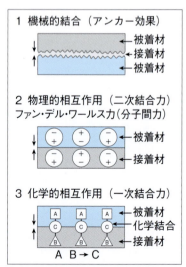

図❶　接着の理論・説。セラミックは接着のなかでも強固な化学的相互作用により結合する（セメダイン株式会社ウェブサイトより引用改変）

セラミックインレー

1. セラミックインレーの特徴

　近年、口腔領域における審美的要求は高まり、日常臨床においてもセラミックインレーの使用頻度は上がってきている。そのため、普段使用しているセラミックスの特徴を理解しておくことが必要である。

1）生体親和性

　セラミック修復では、メタル修復で起こり得る金属アレルギーは起きない。また、表面が滑沢でプラークが付きにくいため、歯肉と接する部分でも炎症を起こしづらい。

2）接着性（図1）

　接着とは、2つの物体が接したときに働く、分子を引き付ける力で起こる現象である。

一次結合力：化学的結合力（非常に強い）
二次結合力：物理的結合力
機械的結合：アンカー効果

　セラミックスの接着は、非常に強い化学的結合力によって起こる。そのため、接着に成功すると修復物が歯質と一体化し、良好な耐久性、適合性が得られる。

3）脆性

　セラミックスは硬いが脆いため、破折の防止のために接着が重要となる（図2）。

2. CAD/CAM インレー

　CAD/CAMとはcomputer-aided design/computer-aided (-assisted) manufacturingの略で、当院で

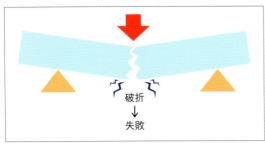
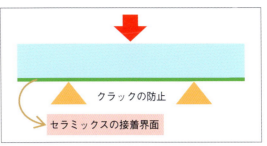

図❷ セラミックスは脆いため、歯質との確実な接着により脆性を補う必要がある(草間幸夫先生のIPS e.maxのセミナー資料より引用改変)

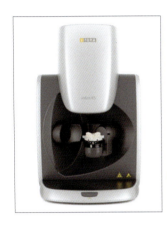

図❸a 間接法ではinEOSを用いて模型の情報をスキャンする

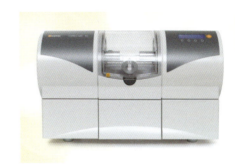

図❸b CERECによりミリングを行う

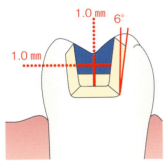

①裂溝部の深さおよび幅はそれぞれ1.0mm以上設ける
②安静時または咬合時には対合歯とのコンタクトを十分に考慮する
③セラミックスに応力が集中しないよう内面の隅角は丸く処理する
④スライスカット、ベベル、フェザーエッジにしない

図❹ 形成時の注意点(Ivoclar Vivadent株式会社:IPS e.maxプレス取扱説明書. P.9より引用改変)

はCEREC（デンツプライシロナ）により、インレー修復を行っている。CADはおもにinEOSを、CAMはInlabを用いる（図3）。

これらの機器を使用することにより、歯科技工士の技工作業の負担が減り、短時間で技工物を作製し、口腔内に装着できる。CERECシステムを導入し、口腔内スキャンを行うと模型を作る必要もなく、形成した日に修復物を装着できるメリットもある。

形成・接着の注意点

CAD/CAMインレーの成功の鍵は、形成と接着にある。そのため、この2点を押さえておくことが重要である。

1. 形成における注意点

1）クリアランスの確保（図4）

セラミックインレーは、メタルインレーと比較すると破折しやすいため、形成量に注意が必要で

2 CAD/CAMインレー 37

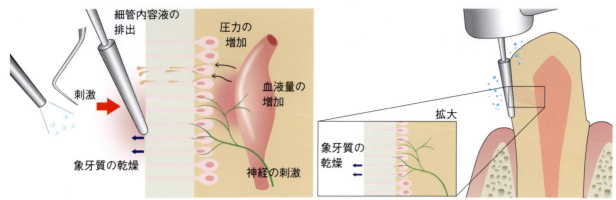

図❺ 注水不十分な状態での擦過は神経を刺激する。そのため、切削による歯髄刺激を避けるため、形成を行っている場所へ適切に注水し、冷却することが必要である（Bergenholtz G, et al.：バイオロジーに基づいた実践歯内療法学．クインテッセンス出版，2007．より引用改変）

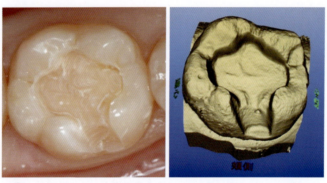

図❻ スキャナーで光学印象を行い、ミリングユニットで削り出すために、アンダーカットのない滑らかな形成が必要

ある。まず、必要な形成量を守り、咬合面のクリアランス（1.0mm）をしっかりと確保することが必要である。

ここで注意したいのが裂溝部分の切削で、裂溝部分からさらにクリアランスを取らないと、天然歯のような裂溝を再現した形態の付与が困難となり、破折強度も落ちることとなる。

2）切削による歯髄刺激への対応

象牙質を切削することにより、後に起こる歯髄症状への対応が必要である。切削時はタービンを使用せず、タービンに比べて発熱の少ないマイクロモーターを十分な注水下で用い、切削後はフロアブルレジンを用いてイミディエートデンティンシールを行い、露出した象牙細管への口腔内細菌の侵入を抑制する（図5）。

3）滑らかな外形線を描く

CAD/CAMインレーはミリングによって作製されるため、ミリングマシンのバーの太さ（1.2mm）を考慮して行う必要がある。複雑で入り組んだ外形線は、ミリングバーでは削ることができない。細い脚やイスムスだとミリング時にセラミックインレーが破折してしまうため、1.5mmの幅を確保する必要がある。

また、良好な適合を求めるには、単純な形態で形成を行う必要がある（図6）。

2．接着における注意点

1）接着の重要性

セラミックインレーは脆いため、接着を確実に行い、歯質と一体化させることにより強度を確保することとなる。接着がうまく行われないと、術

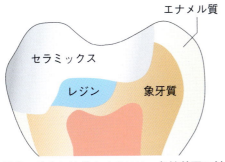

図❼　確実に接着させるには、各接着面に対してそれぞれの処置が必要である

表❶　接着面の処理

セラミックス		シランカップリング処理
歯質	エナメル質	エナメルボンド
	象牙質	デンティンボンド
レジン		シランカップリング処理

症例

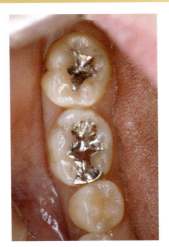

図❽　審美性の確保のため、メタル修復をセラミックスとCRに置き換える

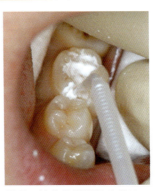

図❾　軟化象牙質除去後は、ティースメイトディセンシタイザーを用いて、ハイドロキシアパタイトで象牙細管の封鎖を行う。その後、すぐにフロアブルレジンにてイミディエートデンティンシールを行い、知覚過敏症状の抑制を図った

後の修復物の破折、脱離、辺縁漏洩による知覚過敏、二次う蝕などさまざまなトラブルを起こす要因となる。

2）接着面の処理

接着はどこに何を付け、どのような処理を行うかが重要である。セラミックスに対しては、試適時に付いた唾液などの接着阻害因子を除去し、シランカップリング処理が必要である。歯質に対しては、エナメルボンド、デンティンボンド、レジンコーティングしたレジン面に対しては、シランカップリング処理が必要である（図7、表1）。

 症例

患者は、20歳の女性。7̄ 6̄の審美性の回復のために、6̄はCAD/CAMによるセラミックインレーにより修復、7̄はコンポジットレジン修復を行うこととした。6̄は隣接面を含む窩洞であるため間接修復を、7̄は咬合面の単純窩洞であるため直接修復を選択した（図8）。

軟化象牙質除去後（図9）、最も起こりやすい隣接面部からの破折を考慮し、窩洞の近心部にコンポジットレジンを用いてビルドアップを行い、

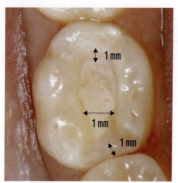

図⓰ 破折防止のためにビルドアップを行い、クリアランスに注意してシンプルに形成する

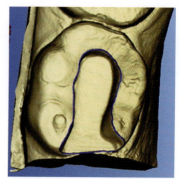

図⓫ CADによる光学印象。単純な形態で外形線が描かれている

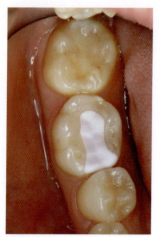

図⓬ ブルーステートでの試適。良好な適合が得られている

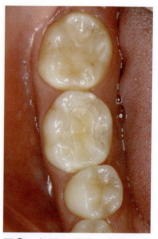

図⓭ 色調も周囲の歯質と馴染んでいる

咬合面からの力に対し、セラミックスに剪断力がかからないように配慮した（図10）。形成は鳩尾形のイメージではなく、維持力は接着に任せるものとし、適合を最優先に考えてシンプルな外形線とした（図11）。

破折の防止のため、IPS e.max CADを選択した。容易にミリングができるブルーステートの状態（130～150Mpaの曲げ強度）でミリングを行い、試適した（図12）。その後、ファーネスでクリスタライゼーションを行い、最終的な強度を得た（530Mpaの曲げ強度）。再度試適時に色調の確認を行い、とくに問題はみられなかったため、接着操作へ移行した（図13）。

イボクリーン（Ivoclar Vivadent）にて接着阻害因子の唾液成分を除去し（図14）、オプトラスティック（Ivoclar Vivadent）にて修復物を保持し、モノボンドプラス（Ivoclar Vivadent）でシランカップリング処置を行った（図15）。接着材はマルチリンクオートミックス（Ivoclar Vivadent）を使用している（図16）。接着後にマージン部分を研磨した（図17）。

 まとめ

以前は、CAD/CAMによるインレー修復をメインのオプションとして行っていたが、その後、大臼歯部でのセラミックの破折、脱離、また切削

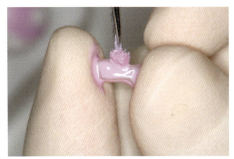

図⓮ イボクリーンにて接着阻害因子の除去を行う

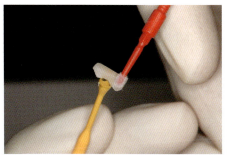

図⓯ オプトラスティックで修復物を保持しシランカップリング処理を行う

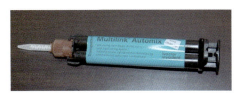

図⓰ マルチリンクオートミックスにて色調を合わせ接着を行う

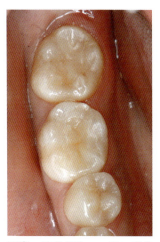

図⓱ 接着後はマージン部分を研磨し歯質と馴染ませていく

による歯髄刺激のため、抜髄を余儀なくされることもあり、次第に当院ではCAD/CAMインレーの適用範囲は狭くなってきている。

適合と形成の自由度を考えれば、やはりセラミックプレスインレーがCAD/CAMインレーに勝り、歯質の保存を考えればコンポジットレジン修復が勝っていると考える。

現在は、小臼歯のメタルインレーのやり替え、あるいは小臼歯で窩洞が大きく、コンポジットレジン修復に困難が予測される場合に、CAD/CAMインレーを第一選択として行っている。

この場合、ブロックの曲げ強度は劣るが、透明感があるため審美性がよく、研磨性に優れ、歯質とのなじみのよい長石系セラミックス（CERECBloc、Empress CAD）を使用している。

長石系セラミックスは、摩耗性が歯質と近く、長期的に安定しているため、セメンティングと研磨をうまく行えば、適合も臨床的にはさほど気にならないし、脱離、破折も実際ほとんど起こっていない。適応症の選択を誤らずに行えば、CAD/CAMインレーは、短期間で審美的に修復が行えるため、歯と患者さんにやさしいすぐれた修復だと考える。

第3章 保存修復

3 口腔内スキャナーによる修復処置

桃園貴功 *Takanori MOMOZONO*
福岡県・ももぞの歯科クリニック

はじめに

　近年、CAD/CAMシステムを活用した修復物の作製は、保険診療にも適用され、日常臨床に普及している。今後は日常臨床に口腔内スキャナーによる光学印象採得が加われば、修復処置がデジタル化され、デジタルデンティストリーがより身近に感じられるだろう。口腔内スキャナーは数年前まで国内では1、2社からしか発売されていなかったが、いまでは多くのメーカーから認可が下りた製品が発売され、われわれにとってシステム選択の幅が広がっている。

　また、口腔内スキャナーを用いてCAD/CAMで作製された修復物の適合精度においても、開発当初と比べると飛躍的に進歩を遂げており、とくにここ数年の精度向上が著しい。従来からの印象採得と比較しても遜色ない、もしくはそれ以上の精度を示した論文が複数みられることから、臨床的に十分な精度が得られると考えている（**図1**）。

　そこで本項では、口腔内スキャナーを用いて修復処置を行う際のワークフローの解説、注意すべき点や問題点、およびCAD/CAMインレー修復の適合性向上を図るために考慮している事項を述べてみたい。

口腔内スキャナーによるワークフローの変化

　日常臨床のなかに口腔内スキャナーを取り入れることで、医院の修復物作製におけるワークフローに変化が現れる。従来の臨床では、口腔内で印象採得を行った後、石膏を流して作業模型を作製し、作業模型上でワックスアップを行い、埋没鋳造して冠を作製する工程（アナログワークフロー）であった（**図2**）。

　CAD/CAMが導入されると、ワックスアップがデジタル化されてCADによるデザイン設計が行われ、埋没・鋳造工程がCAMによる削り出し（ミリング）に置き換わる。さらに、口腔内スキャナーが導入されると、印象採得が光学印象採得となりデジタル化され、ミリング操作までデジタル化された画面上での作業のみで修復物作製が可能となり、修復処置におけるデジタルワークフローが構築される（**図3**）。これによって、理論上は

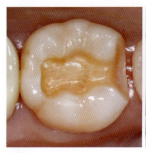 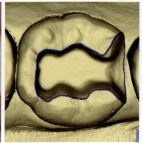 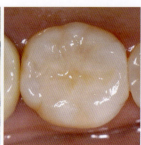 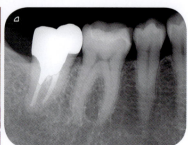

図❶ 口腔内スキャナーを用いて修復処置を行ったケース。臨床的に十分な適合精度が得られている

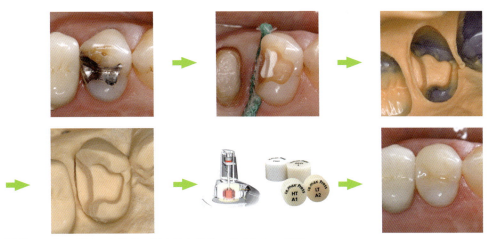

図❷ アナログワークフローによるセラミックインレー作製

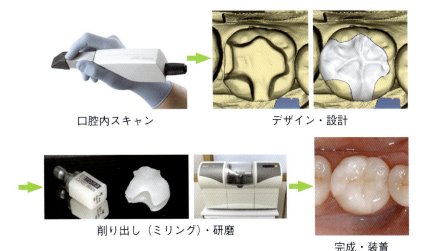

図❸ デジタルワークフロー（チェアーサイド方式）によるセラミックインレー作製

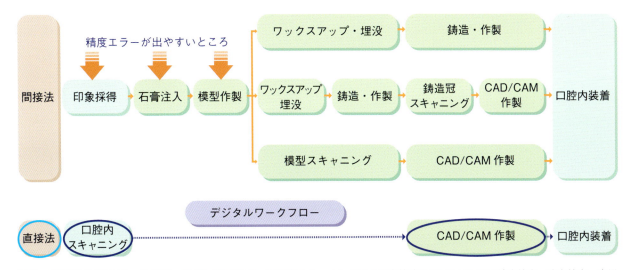

図❹ 修復物作製のワークフロー比較（野本秀材：口腔内スキャニングによる直接法CAD/CAM冠の適合精度，咬合精度．歯界展望，126（3）：518，2015より引用改変）

従来法の各ステップでの精度エラーを抑えられる（図4）。

このデジタルワークフローには2つのタイプがある。院内で口腔内スキャンを行い、そのデータを各CAD/CAMメーカーのミリングセンター、もしくはCAD/CAM設備のある歯科技工所に送

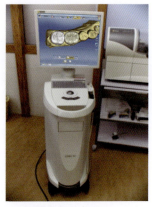
a：口腔内スキャナー

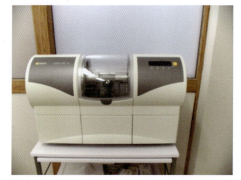
b：ミリングユニット

図❺　筆者が使用している CEREC AC Bluecam とミリングユニット（Dentsply Sirona／現在は製造終了している）

表❶　光学印象採得の利点・欠点

利点	印象材、模型材の扱いによる寸法変化がない
	従来の印象採得より短時間で行える
	唾液や血液に触れずに行えるので、感染リスクが軽減
	リアルタイムでスキャン画像を確認できる
	印象がデータ化されるため管理の簡略化
	嘔吐反射が強い患者に有効
	即日修復が可能になる（チェアーサイド方式の場合）
欠点	開口度の少ない患者には使用が困難
	隣接面の深い位置がスキャン困難
	歯肉縁下マージンのスキャンが困難もしくは不可

る「センター方式」と、院内でスキャンからミリングまでのすべてを行い、修復物を作製する「チェアーサイド方式」に分けられる。

このチェアーサイド方式を使用すると、インレー修復処置は、コンポジットレジン充塡のように即日修復処置が可能となる。

口腔内スキャナーの種類

現在国内で使用できる口腔内スキャナーは5社から販売されており、それぞれに特徴がある。詳細については本項では言及しないが、大きく分類して、おもにセンター方式で使用する TRIOS3（3shape）、True Definition Scanner（3M）の2社と、チェアーサイド方式で使用する CEREC AC Omnicam（Dentsply Sirona）、Trophy 3DI／3DI pro sysyem（Carestream）、Planmeca FIT（Planmeca）の3社がある。

Trophy 3DI と Planmeca FIT では、データ出力可能なオープンシステムなので、センター方式としても活用できる。どのメーカーの口腔内スキャナーシステムを選ぶかによって、使用する方式が決まるため、医院の環境や求める事項を十分に検討し、導入する必要がある。

口腔内スキャナーを用いた修復処置

筆者は、約7年前から Dentsply Sirona の CEREC AC Bluecam を使用している（図5）。臨床においてよりよい結果を求め、さまざまな講演会、セミナーなどに参加し、試行錯誤を繰り返しながら現在に至っている。そのなかで得られた光学印象採得に関する利点・欠点や使用感を述べてみたい。

1. 口腔内スキャナーの利点・欠点

まず、口腔内スキャナーによる光学印象採得に関する利点・欠点をまとめた（表1）。

利点としては、印象材、模型材の扱いによる寸法変化がなく、取り扱いに慣れれば従来の印象採得より短時間で行える。スキャン後の確認が瞬時にモニター上で拡大・表示されるので、形成の評価やエラーチェックを行いやすい。また、唾液などに直接触れずに行えるので、感染リスクの軽減に繋がる。

印象がデータ化され、PC 内に保管されるため、石膏模型がなく管理が簡略化される。さらに、嘔

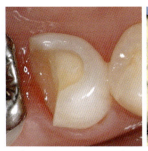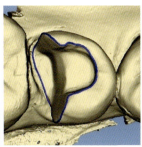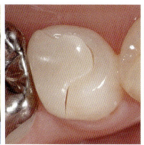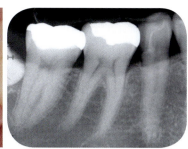

図❻　修復物、適合不良のケース。導入直後のケースであり、たいへん悩んだ記憶がある。マージンラインの設定ミス、パラメーターの設定不備などが考えられる。X線写真による確認では、修復物の隣接面部分にショートマージンが認められる

吐反射が強い患者に有効であり、従来の印象採得が苦手な患者から喜ばれることが多く、チェアーサイド方式の場合は、即日修復も可能になる。

欠点としては、現時点での光学印象採得では、歯肉縁下マージンのスキャンが困難もしくは不可であり、歯肉縁上マージンに設定できるケースに限られている。また、歯冠の長さが長いケースでは、隣接面の深い位置が不鮮明になる場合があり、スキャナーの角度を変えながらの対応となるため、訓練が必要となる。

口腔内スキャナーのサイズにより、開口度の少ない患者には使用が困難な場合がある。

2. 口腔内スキャナーシステムの臨床運用

ここまで口腔内スキャナーシステムの内容を述べてきた。実際に、臨床で運用を始め、さまざまなケースで使用してきたが、口腔内スキャナーシステムの利点を最大限に活用できる処置は、インレー修復処置ではないかと実感している。

その理由として、チェアーサイド方式を用いることで、修復物の作製日数が少なく設定でき、条件がよければ即日修復が可能になることが挙げられる。仕事や育児などで時間的余裕がない患者からは、来院回数や日数が少ないことが高い評価を受けている。

ただし、導入当初は適合不良や脱離、破折なども経験して、悩んだ時期もあった（図6）。修復物適合性の問題や脱離・破折などが頻繁に起こると評価も失うため、CAD/CAM修復の基本に忠実な処置が必要となってくる。以下に実際のケースを提示しながら、口腔内スキャナーによるCAD/CAM修復処置のコツを述べてみたい。

症例

患者は35歳、男性、右下の冷水痛を主訴に来院した。6の既存のメタルインレー修復を除去すると、近心から頬側にかけて二次う蝕が認められた。う蝕検知液を用いて感染歯質を除去後、残存歯質と咬合接触点を確認し、窩洞のデザインを決定した。7においてはコンポジットレジン修復にて対応した（図7、8）。

患者とコンサルテーションの結果、セラミック修復を行うことになった。現在、当院ではセラミックインレー修復を行う際には、ほとんどのケースにおいて光学印象採得を行い、CAD/CAMにて作製している（唾液量の多い患者には、防湿に苦慮するが）。開口量が極端に少ない場合は、通常のシリコーン連合印象にて対応しているが、その頻度は稀であり、CEREC口腔内スキャナーの使いやすさを感じる。

CAD/CAM修復は、形成デザイン、マージンラインの設定位置、パラメーターの設定・調整（CAD/CAM機器を微調整する操作）により、適合性に大きく影響が出てしまう。形成デザインは歯科医師の領域であるが、マージンラインの設定位置およびパラメーターの調整は歯科技工士の領域になるため、歯科医師、歯科技工士双方がCAD/CAMに精通しなければ、高い適合性を得ることは難しいと感じている。

形成デザインの詳細は、前項で中尾先生が述べられており、そちらを参照いただきたい。形成に

症例

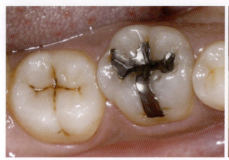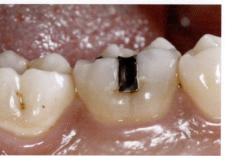

図❼　35歳、男性。主訴は「右下で冷たい物がしみる」

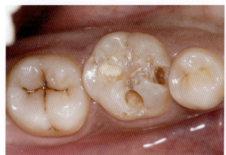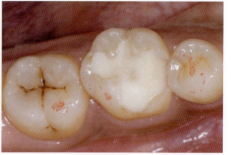

a：不適合インレー除去時　　　　　　　　　b：う蝕の範囲、咬合接触点を確認し、窩洞デザインを決定する

図❽　6｜は頰側近心咬頭被覆のアンレータイプ、7｜はコンポジットレジン修復とした

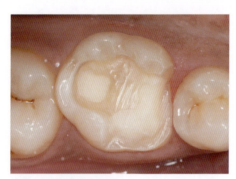

図❾　窩洞形成終了時

おけるポイントは、ミリング機器のバーの直径を考慮し、シンプルな窩洞形成、明瞭なフィニッシュラインを付与することである（図9）。

　口腔内スキャナーでの光学印象採得は、モニターで画像を確認しながらスキャンしていくため、慣れないうちは自分が採りたい部位と画面での写り方にズレが生じることがあり、スキャナーの角度や位置など取り扱いに訓練が必要となっていたが、最近では動画撮影タイプのスキャナーが主流となっており、この点もずいぶんとスキャンしやすくなったと感じている。

　CADのソフトウェア上での設計操作は、歯科技工士の領域ではあるが、CERECシステムでは、歯科医師でも設計操作しやすい仕様になっており、筆者自身も操作して作製している。マージンラインが明瞭であれば、ほぼ自動で引くことができるが、微調整は必要である。このマージンラインの設定位置で適合精度に大きく影響が出る。CAD上で正確なマージンラインを引くためには、より明確なフィニッシュラインが求められるが、それとは別に石膏模型と違って画面上で操作するため融通がきかず、その勘どころを会得する必要がある（図10、11）。

　設計終了後、ミリング操作を行って研磨し、装着した。3年経過時も変化なく口腔内で良好な状態で安定している（図12、13）。

　今回使用したマテリアルは、長石系セラミックブロックのCEREC Blocs（Dentsply Sirona）である。臼歯部であっても、咬合支持する歯質が残っている場合は、長石系でも十分使えると感じている。ただし、クリアランスが取れない場合は、

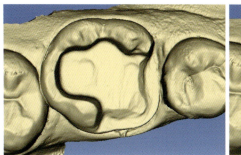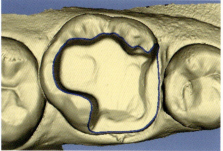

図⓾ マージンラインは、自動＋微調整が必要。明確なマージンラインであれば、短時間で作業が可能である

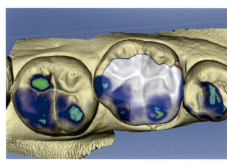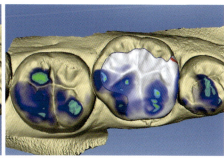

a：初期提案デザイン　　　　　　　　　　b：設計終了時

図⓫ CERECのCADソフトウェアは、操作性や再現性が高く使いやすい。咬合状態がよければ、初期提案デザインに若干の修正を加えるだけで、短時間で設計操作が終了する

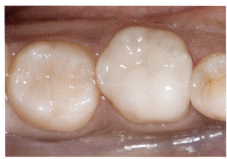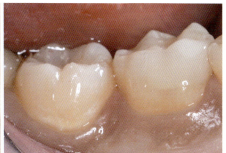

図⓬ 修復物装着時

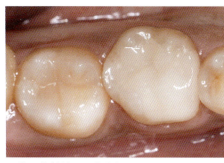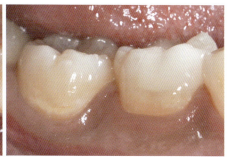

図⓭ 装着後、3年経過時

IPS e.max CAD（Ivoclar Vivadent）を使用している。

 まとめ

歯科臨床のなかに、デジタル化が進み続けている昨今、数年もすればさらに進歩を遂げていることであろう。ただし、光学印象採得で作製された修復物の適合精度に差があるのは、術者の手技や機器の設定といった部分が多く占めていると感じている。その部分はデジタル化されず残っていくところであり、基本に忠実な手技を行うことは、新しい技術でも常に必要であると考えている。

第4章 クラウン・ブリッジ

1 前歯部における支台歯形成

山本真道 *Masamichi YAMAMOTO*
福岡県・ナルトミ歯科医院

 修復治療の精度向上に重要なもの

　近年、ジルコニアなどのマテリアルや接着技術は日々向上してきている。支台歯形成においては、従来からの鋳造冠とジルコニアクラウンで注意すべき点が異なる。しかし、歯科医師が毎日のように行う"支台歯形成"の考え方は、大きく変化していないように思われる。

　補綴物の脱離や二次う蝕を予防するためにも、この基本的な手技を再確認し、前歯部・臼歯部にかかわらず、的確な支台歯形成を行わなければならない。この支台歯形成が、修復治療の結果を左右するといっても過言ではない。

　修復治療の精度を向上させるためには、支台歯形成、歯肉圧排、印象採得の3点がとくに重要であると考えている。一時的に患者の審美的満足を得られても、補綴装置のマージンの不適合やクリアランス不足があれば、長期的な安定を得られず、結果的に信用を失ってしまう。そこで本項では、精度の高い模型を作製し、長期的な安定を得るために必要な支台歯形成の手技とコツについて述べてみたい。

 支台歯形成の3つのポイント

　筆者は、支台歯形成を行う際、クリアランス、軸面、フィニッシュラインの3点をとくに意識している。

1．クリアランス
　解剖学的な形態に沿って舌側面を削除することにより、過剰な歯質の切削が防止でき、適切なクリアランスを得ることができる。しかし、クリアランスばかりに気をとられていると、全体的な支台歯としての形態を損ねてしまいがちである。
　わずかなクリアランスの修正は、最後に残しておいたほうがよい。なぜなら、最後の面取り時に想定した大きさよりも、支台歯が小さくなりがちだからである。

2．軸面
　一般的に軸面のテーパーは6°と推奨されている。しかし実際の臨床では、ほぼパラレルに近く、支台歯の高径が長い場合には、補綴装置の適合が悪くなりやすい。そのため、軸面のテーパーは10〜15°前後が適切ではないかと考えている。
　とくに日本人の上顎前歯の基底結節部は、豊隆をほとんど認めないため、口蓋側の軸面形成に注意が必要である。

3．フィニッシュライン
　二次う蝕などに直接影響するので、細心の注意を払う必要がある。とくにフィニッシュラインの形成中は、何度も同じところを形成しないよう心がけている。可能なかぎり全周にわたってスムーズな1本の線となっているほうが、適合性の向上と二次う蝕の予防に、より繋がるのではないかと考えているからである。

 使用器材

　筆者は、リマージニングを行う際は、2.5倍の拡大鏡を使用している。拡大鏡の倍率は、8倍や

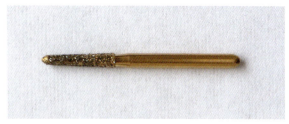

図❶ 故・筒井昌秀先生ご考案のTMバー（ハーマンズ）。写真は、おもに使用しているバー No.5 ミディアムシャンファー

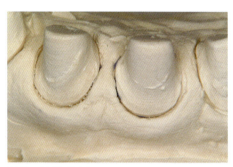

図❷ 境界明瞭なフィニッシュラインではなく、軸面も粗造で精度の高い模型とはいいがたい

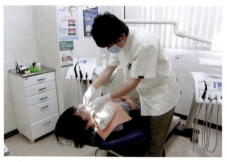

図❸ 患者の正面から軸面を確認すると、意外と築造の方向が模型と相違している場合がある

16倍があるが、実際の臨床における支台歯形成では、現在のところ2.5倍のほうが使い勝手がよいと考えている。

最終的な形態をイメージしながら支台歯形成を行うため、両隣在歯から6前歯を含めて視野に入れて、支台歯形成を行ったほうがよいと思われる。また、タービンにつけるバーは、故・筒井昌秀先生ご考案のTMバー No.5 ミディアムシャンファー（ハーマンズ：図1）である。このバーは非常に切れ味がよく、鮮明な形成ラインが出やすい。しかし、このバーを使用すればよいわけではなく、バーをどのように動かせば、この切れ味のよいバーの特性を活かせるのかを考慮に入れる必要がある。

 術式

はじめに以前の作業模型を提示する（図2）。境界明瞭なフィニッシュラインではなく、軸面も粗造であり、精度の高い模型とはいいがたい。

今回提示する|1 2の支台歯形成に限ったことではないが、歯科技工士にはメタルによる支台築造の場合、少し大きめで軸面のテーパーは、ほぼパラレルで作製するよう指示している。

レジン築造と違い、メタルによる支台築造では、過剰に切削してしまった部分を口腔内で増すことはできない。したがって、適合のよいメタルコアの装着後は、隣在歯の形態も考慮に入れながら支台歯形成を行う必要がある。立った状態で患者の正面から軸面を確認すると、意外と築造の方向が模型上と異なる場合がある（図3）。

筆者は、概形成が終了したあと、スナップ印象を行い、確認用として模型を作製している。口腔外でも、実際にタービンにバーを装着して支台歯に当てると、軸面のテーパーが適切であったのか確認できる。また、レストを置く位置が支台歯に近すぎたり、タービンのグリップを握る位置がヘッドに近すぎると、軸面のテーパーが緩くなってしまう傾向にあるため、注意が必要である。

そして、フィニッシュラインの形成については、歯肉溝の範囲内で設定したいので、4-0外科用

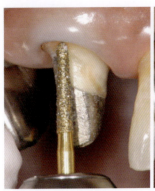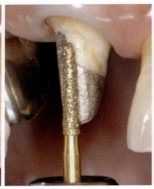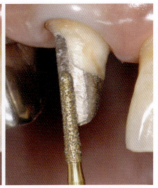

図❹ 歯肉溝の範囲内で設定したいので、4-0外科用絹糸を挿入してリマージニングを行っている

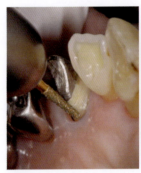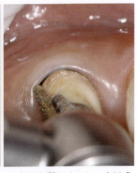

図❺ できるかぎり早くタービンを動かしていくほうがスムーズなフィニッシュラインになると考えている

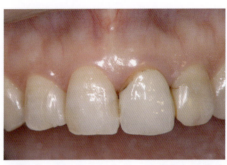

図❻ |1 のHJKのマージン不適合や辺縁歯肉の発赤が認められる

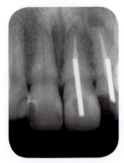

図❼ X線写真から|1 のマージン不適合や|2 の根尖部の透過像と吸収像が確認できる

絹糸を挿入してリマージニングを行っている（図4）。

バーの動かし方については、唇側、隣接面、口蓋側ごとに形成して、あとで繋げようと考えがちである。フィニッシュラインは、先にも述べたように全周にわたって1本の線になっているほうが適合性の向上に繋がるため、あとで繋げてしまうとスムーズで連続性のあるフィニッシュラインになりにくいと考えている。

筆者は隣接面から形成を始めて、反対側の隣接面までのフィニッシュラインを想定して、できるかぎり早くタービンを動かしていくと、スムーズなフィニッシュラインになると考えている（図5）。

症例

患者は38歳の女性で、上顎前歯の審美障害を主訴に来院した（図6）。X線写真から、|1 のマージン不適合や|2 の根尖部の透過像と吸収像が確認できる（図7）。|1 の不良補綴物を除去した後の正面観では、不適切な軸面のテーパーになっている（図8）。

感染根管治療と歯周基本治療を終了し、メタルによる支台築造へと移行した（図9）。この支台築造の適合も大切であり、必ず試適のX線写真を撮影して適合を確認する。仮にポスト先端部と根管充填材との間や根管壁との間に死腔が確認できるときは、再作製が望ましい。

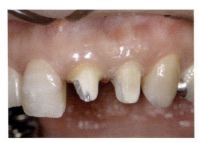
図❽ 1⏌の不良補綴物を除去した後の正面観では、不適切な軸面のテーパーになっている

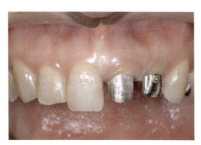
図❾ 感染根管治療と歯周基本治療を終了しメタルによる支台築造へと移行した

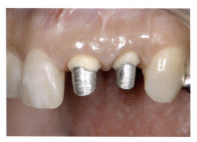
図❿ 一気に歯肉縁下深くまで形成するのではなく、歯肉の反応を確認しながらリマージニングを行う

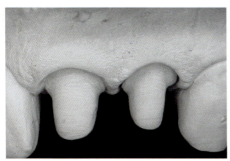
図⓫ 本印象の前に歯肉圧排を行い軸面のテーパーやマージンが適切であるか確認するために模型を作製している

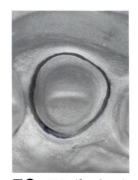
図⓬ アンダーカットがなく全周にわたってフィニッシュラインの一定の幅が確認できた

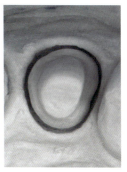
図⓭ 3⏌の近心面をバーで傷つけたくないため、遠心面がパラレルに近い軸面のテーパーになってしまった

　TEKを装着後は、審美領域のため、補綴装置のマージンを歯肉縁下に設定してリマージニングを行う。そのときに注意しなければならないのは、一気に歯肉縁下深くまで形成するのではなく、歯肉の反応を確認しながら、リマージニングを行うことではないかと考えている（図10）。

　筆者の場合、リマージニングが終了したら、本印象の前に歯肉圧排を行い、軸面のテーパーやマージンが適切であるかを確認するため、模型を作製している（図11）。これで問題がなければ、TEKを調整して次回の本印象に備える。図12～14に本症例の作業模型を示す。境界明瞭な精度の高い模型が確認できたと思われる。

　しかし、2⏌の模型からわかるように、3⏌の近心面をバーで傷つけたくないため、遠心面がパラレルに近い軸面のテーパーになってしまった。限局された歯列弓の関係により、バーの挿入方向が規

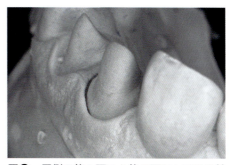
図⓮ 唇側の第1面から第3面にかけての軸面のテーパーがスムーズな曲線を描くように仕上げ形成を行う

制されたのが原因である。実際の臨床では、全周にわたってフィニッシュラインの一定の幅を優先すべきか、軸面のテーパーを優先すべきか、苦慮することがある。

　次項では、このような模型を得るための印象採得前の歯肉圧排について述べてみたい。

第4章 クラウン・ブリッジ

2 前歯部における歯肉圧排

山本真道 *Masamichi YAMAMOTO*
福岡県・ナルトミ歯科医院

印象採得時に重要な歯肉圧排

　前項では、精度の高い模型を作製し、長期的な安定を得るために必要な支台歯形成の手技とコツについて述べた。修復治療の精度を向上させるためには、この支台歯形成の手技の他に、歯肉圧排や印象採得も重要である。なぜなら、支台歯形成を行うことで、得られたフィニッシュラインを模型で正確に再現する必要があるからである。

　支台歯形成、歯肉圧排、印象採得の3つのうち、どれが欠けても精度の高い模型は作製できない。前歯部の支台歯形成では、審美領域のため補綴装置のマージンの位置を歯肉縁下に設定することが多い。しかし、歯肉縁下の形成が深すぎると、その後の歯肉圧排が困難になり、結果的にフィニッシュラインが不明瞭な模型になってしまう。印象採得の前に歯肉圧排を行い、フィニッシュラインが明瞭な模型を作製したいのだが、実際の臨床では「歯肉圧排が苦手だ」という読者が多いのではないだろうか。

　支台歯形成や印象採得は、抜去歯や実習用模型などでトレーニングが可能だが、歯肉圧排という手技を得るために実習用模型を用いても、歯肉溝を疑似した「隙間」でしかない。実際のところ、感覚を養いにくいのが現実である。そこで本項では、印象採得の際に避けて通れない歯肉圧排の手技について解説したい。

歯肉圧排の目的とポイント

　図1は、筆者が10年ほど前に行った歯肉圧排と寒天アルジネート連合印象である。当時は成書に書かれた手技を模倣して行っていたが、歯肉の厚みなどの性状に適した圧排操作ができていなかったと考察する。歯肉圧排ができていない原因の一つに、歯周基本治療ができていなかったことも挙げられる。

　本項では誌面の都合上、歯周基本治療に関しては割愛するが、これから述べる歯肉圧排の手技は、歯肉に炎症がないことが前提である。歯肉圧排の目的は、できるだけ辺縁歯肉を挫滅させずに歯肉を側方に拡げて印象材が入るスペースを作ることであり、結果として模型のフィニッシュラインと歯肉との境界が明瞭になり、フィニッシュライン直下の歯根面も再現可能になる。

　しかし、問題点として、無麻酔下では患者に痛みを与えたり、チェアータイムが長くなったりすることなどが挙げられる。

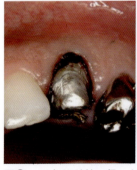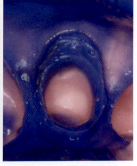

図❶　10年ほど前に行った歯肉圧排と寒天アルジネート連合印象。歯肉の厚みなどの性状に適した圧排操作ができていなかった

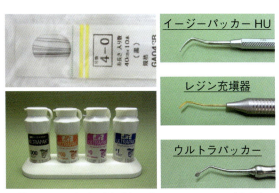

図❷　4-0絹糸（左上）、ウルトラパック（左下）、インスツルメントとして上田秀朗先生ご考案のイージーパッカーHU、レジン充填器、ウルトラパッカーを使用部位、圧排糸に応じて使い分けている

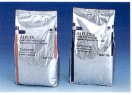
アルフレックスダストフリー（モリタ）

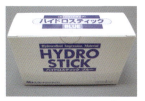
ハイドロスティックブルー（オムニコ）

図❸　当院で使用している印象材。寒天アルジネート連合印象を行う場合の寒天は、ハイドロスティックブルーを使用している

使用器材

圧排糸の選択は、歯肉や骨の厚み、歯肉溝底部からフィニッシュラインまでの距離などを考慮に入れる。

歯肉圧排で用いるものとして4-0絹糸、ウルトラパック（ウルトラデント）、インスツルメントとして上田秀朗先生ご考案のイージーパッカーHU（YDM）、レジン充填器（Nordent）、ウルトラパッカー（ウルトラデント）を使用部位、圧排糸に応じて使い分けている（**図2**）。

本症例では、寒天アルジネート連合印象を行っている。寒天印象材は、ハイドロスティックブルー（オムニコ）を使用している（**図3**）。

術式

歯肉圧排には、一重圧排法と二重圧排法がある。

1．一重圧排法

フィニッシュラインから歯肉溝底部までの距離が近接しており、2本の圧排糸を挿入するスペースが不足している場合に用いられることが多い。二重圧排法は先に一次圧排糸を挿入して、やや拡がった歯肉溝に二次圧排糸を挿入するため、比較的容易である。しかし、一重圧排法は最初から4-0絹糸よりもはるかに太い圧排糸をはじめから挿入するため、ある程度の経験が必要と思われる。

まだ慣れないうちは、比較的容易な二重圧排法から取り組んだほうがよいと思われる。圧排糸の挿入時には、できるかぎり歯肉を挫滅させないように、慎重に挿入していかなければ歯周組織が障害され、思わぬところで歯肉退縮を引き起こしてしまうおそれがあるので、注意が必要である。

2．二重圧排法

歯肉溝底部からフィニッシュラインまで、比較的余裕がある場合に用いられる。一次圧排糸として4-0の絹糸を用い、二次圧排糸はその歯肉の性状に適したウルトラパックの番手を選択して挿入する。一次圧排糸に4-0絹糸を使用することで、歯肉溝底部からの滲出液や出血を抑える効果がある。

症例（第4章-1と同一症例）

本症例では、歯肉溝に余裕があったため、二重圧排法で行った。圧排糸を最も挿入しやすく、保持しやすいのは隣接面である。隣接面をスタート地点とし、隣接面から口蓋側へ進めていくのか、反対に唇側へ進めていくかは好みが分かれるところであるが、術者が挿入しやすい方向からでよいのではないかと考えている。

本症例のように唇側がフラットに近い歯肉の場

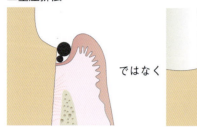

二重圧排法

印象材硬化までの間に歯肉溝が閉じてしまう

ではなく

図❹ 圧排糸を外した瞬間から、歯肉は元に戻ろうとしていることが確認できる（左図：参考文献5）より引用改変。右図：白石和仁：歯周組織に損傷を与えない印象採得. the Quintessence, 21（1）：2002より引用改変）

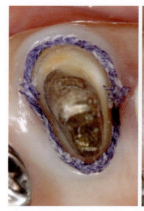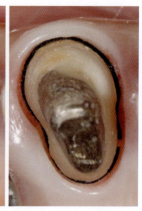

図❺ 二次圧排糸を外した瞬間の口腔内。唇側の歯肉がすでに戻り始めているのが確認できる（別症例）

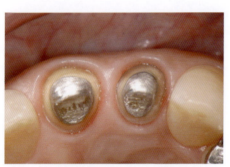

図❻ 歯肉圧排、印象採得前。炎症のない状態で印象採得を行う

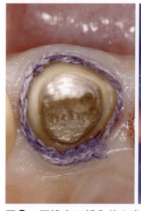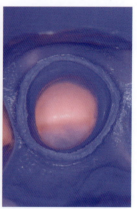

図❼ 圧排糸の挿入後と寒天アルジネート連合印象面

合、隣接面からスタートし口蓋側に向かって挿入していく。口蓋側から反対側の隣接面、唇側を通過して、スタート地点の隣接面で終わるように挿入している。その理由は、唇側よりも角化歯肉の厚い口蓋側を先に挿入して、圧排糸を保持して浮きあがりにくくしたほうが、その先に進めていきやすいからである。そうすることで支台歯の1周のうち、約半分は圧排効果が得られたことになり、残りの半分の唇側に集中できるメリットがあると思われる。

仮に隣接面をスタート地点として唇側に向かって挿入していく場合、唇側の最下点を過ぎたあたりから反対側の隣接面に向かう途中、すでに挿入した圧排糸が浮きあがりやすくなる。そのため、

浮き上がった圧排糸の再挿入に手間取ってしまい、つい乱暴な圧排操作になっていた過去の経験から、筆者は前述の挿入方法で行っている。

圧排糸の挿入後は5分前後待ち、圧排糸を外し、軽くエアーをかけたあと印象材を流し込む。硬化待ちの間に注意しなければならないのは、図4に示すとおり、圧排糸を外した瞬間から歯肉が元に戻ろうとしていることである。別症例であるが、二次圧排糸を外した瞬間から、唇側の歯肉がすでに戻り始めているのが確認できる（図5）。

図6に歯肉圧排、印象採得前の口腔内を、図7、8に圧排糸の挿入後と寒天アルジネート連合印象面を示す。マージン付近の寒天に適度な幅があり、ちぎれも認められず、石膏注入時にも変形を起こ

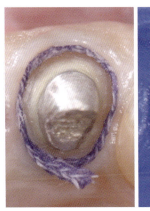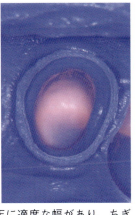

図❽ マージン付近の寒天に適度な幅があり、ちぎれも認められず石膏注入時にも変形を起こしにくいと考えられる

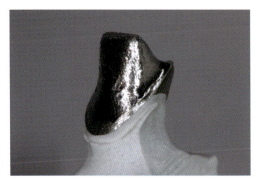

図❾ マージン直下の歯根面が再現されている

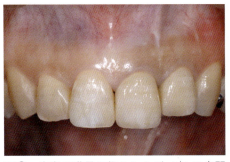

図❿ 患者の満足は得られたが、1|1の歯間乳頭の左右対称性が得られなかったことが今後の課題である

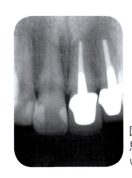

図⓫ 適合状態も良好と思われるが、|2の注意深い経過観察が必要である

しにくいと考えられる。

図9にマージン直下の歯根面が再現されている模型を示す。図10、11は、術後であるが、患者の満足も得られ、適合状態も良好だと思われる。

 まとめ

筆者が日常臨床でいつも考えているのは、精度の高い模型を作製することである。的確な支台歯形成ができたとしても、その後の歯肉圧排や印象採得でエラーがあっては精度の高い模型は作製できない。まずは支台歯形成の手技の向上に努め、なぜうまくいったのか、なぜうまくいかなかったのかを記憶ではなく記録に留め、学習していくことが第1歩であると考えている。そうすることによって、支台歯形成、歯肉圧排、印象採得のどの手技でも基本治療の上に成り立っていることが実感できるようになる。前歯部は審美領域のため、つい補綴装置ばかりに目を奪われ、アドバンス的なテクニックに走りがちであるが、その下には基本治療の積み重ねがあり、結果として長期的な安定にも繋がるのではないかと考えている。

【参考文献】
1) 筒井昌秀，筒井照子：包括歯科臨床．クインテッセンス出版，東京，2003．
2) 筒井昌秀：イラストで見る筒井昌秀の臨床テクニック．クインテッセンス出版，東京，2004．
3) 大村祐進：より確実な印象採得を行うために．日本歯科医師会雑誌，61 (11)：2009．
4) 村上和彦，大村祐進：残根の分類とその処置．歯界展望，97 (1)：2001．
5) 上田秀朗，小松智成（編著）：Reliable Dentistry Step 1．医歯薬出版，東京，2010．

第4章
クラウン・ブリッジ

3 マイクロスコープを使った支台歯形成・印象採得

樋口 惣 So HIGUCHI
福岡県・樋口歯科

 拡大視野下での適合精度向上を目指して

マイクロスコープが歯科領域で使用されて約20年が経過した。当初はおもに歯内療法に使用されることが多かったが、マイクロスコープを使用した歯科治療の有用性があきらかになるにつれて、歯内療法だけではなく、歯周治療、う蝕除去などさまざまな治療で応用されるようになった。また、Leknius Cら[1]や南ら[2]は、ルーペやマイクロスコープなどの拡大視野下での支台歯形成が肉眼で行うよりも有用であると報告している。

一方で、近年の接着技術の進歩により、補綴装置の精度は以前ほど求めないという意見も散見される。しかし、やはり合着の時代からいわれているように、適切な支台歯形成と印象採得を行い、補綴装置の適合精度をできるだけ向上させることは、長期的な維持のために重要だと考えている。マイクロスコープによる拡大視野下での支台歯形成によって、より明瞭で連続性のあるフィニッシングラインの形成が可能となる。

本項では、補綴装置の精度向上のためにマイクロスコープを用いた支台歯形成と印象採得のための手技や工夫、使用する器具などについて、症例を通して述べていきたい。

 本テクニックのメリット・デメリット

マイクロスコープを使った支台歯形成、印象採得は、単純によく見えるので、精密な処置が可能となる。しかし、マイクロスコープを使わなくとも、十分精密に処置できていると思われている方も多いのはないだろうか。実際にマイクロスコープを使わずとも、素晴らしい支台歯形成、印象採得を行っている先生方の症例を何度も拝見したことがある。

たしかにマイクロスコープやルーペを使わなくても精密な処置を行える達人のような先生はいらっしゃるが、筆者のような凡人には絶対に必要である。マイクロスコープを使えば手先が器用でなくても、達人のレベルに近づけると考えている。もちろんそのためには、鍛錬が必要であるが……。

支台歯形成においてマイクロスコープを使う以前は、写真や模型で形成を確認し、不備があればそのつど修正していた。しかし、マイクロスコープを使いはじめてからは、確認と修正が同時にできるようになり、診療時間が短縮した。

そもそも歯科技工士は、マイクロスコープ下で技工作業を行っているのだから、われわれ歯科医師も同じ土俵で仕事をしたほうがよいと筆者は考えている。今後、CAD/CAMによる補綴装置の製作がいっそう普及することは必至であり、従来のキャストによる製作と比べて、歯科医師にはシビアな形成が求められる。マイクロスコープを使うことで、CAD/CAMに適したスムースなマージン形成が可能となる。マイクロスコープを使った支台歯形成のメリット、デメリットを表1にまとめた。

マイクロスコープを使った適切な支台歯形成ができたら、次は印象採得である。どれほど精密な

表❶　マイクロスコープを使った支台歯形成のメリット・デメリット

メリット	・拡大明視下に行うため、明瞭でスムースなフィニッシングラインを形成できる ・隣接歯や歯肉を傷つけにくい ・マイクロスコープの種類によっては肉眼では見えないところまで見ることができる ・模型や写真で確認しなくても、支台歯形成の不備がわかりやすい ・CRコアの気泡、段差など支台築造の不備を発見しやすい
デメリット	・全体像が見えないため、歯列や歯軸方向がわかりづらい ・直視できないところは、ミラーテクニックや直視で見るテクニックが必要 ・被写界深度が狭いため、奥行きのある形成がやりづらい ・マージン部だけを強拡大で形成しているとアンダーカットができやすい

表❷　マイクロスコープを使った印象採得のメリット・デメリット

メリット	・歯肉を傷つけずに圧排操作ができる ・マージン部へ確実に印象材を流し込める ・印象材を流しながら気泡の混入が確認できる ・印象面の確認を確実に行える
デメリット	・多数歯では難しい ・臼歯部をミラーで見ながら行う場合、頬粘膜や舌を排除するためにアシスタントが必要

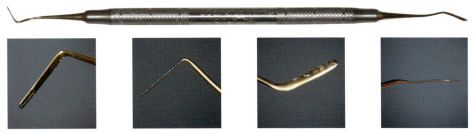

図❶　コスメデント充塡器IPCT（マイクロテック）。先端が薄く、圧排糸を操作しやすい。歯肉縁下形成時の歯肉排除にも用いている

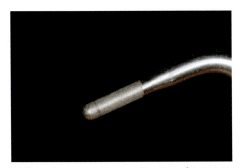

図❷　パーフェクトマージンチップウルトラ（白水貿易）。フィニッシングライン仕上げ用超音波チップ。歯肉を傷つけずに仕上げ形成が可能

支台歯形成ができても、印象採得ができなければ補綴装置の精度は悪くなってしまう。また、上顎前歯部などの審美領域で、印象採得に何度も失敗して圧排操作を繰り返した結果、歯肉退縮を起こし、マージンが露出してしまった経験が、誰しもあるのではないだろうか。

　マイクロスコープを使って圧排を行うことで、歯肉へのダメージを最小限に抑え、印象材を流す際に気泡の混入などを確認できる。また、器具を工夫することで、確実な印象採得が可能となる。マイクロスコープを使った印象採得のメリット、デメリットを**表2**に示す。

 揃えておきたい器材一覧

1. 支台歯形成

・コスメデント充塡器IPCT（マイクロテック：図1）、パーフェクトマージンチップウルトラ（白水貿易：図2）

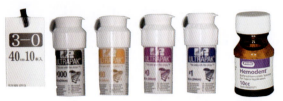

3-0絹糸　ウルトラパック #000 ～ #1　ヘモデント液
　　　　　（ウルトラデント）　　　　（白水貿易）

図❸　歯肉圧排に用いる材料と薬液。縫合用の3-0絹糸は1次コードに、ウルトラパックの圧排糸は2次コードに使用。2次コードのウルトラパックの圧排糸は、ほとんどの症例で #0 を使用することが多い。2次コードは塩化アルミニウム含有の止血剤ヘモデントを浸してから使用する

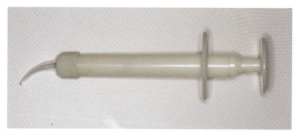

図❹　以前使用していたシリコーン印象用シリンジ（ジーシー）

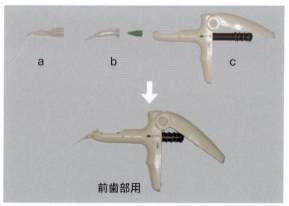

前歯部用

図❺　前歯部歯肉縁下用シリンジ。デントチップは先端のみ切断しC-Rシリンジノズルに組み込んで使用する
a：デントチップ（Ciメディカル）
b：C-Rシリンジノズル　レギュラータイプ（モリタ）
c：CR用ディスペンサー（3M ESPE）

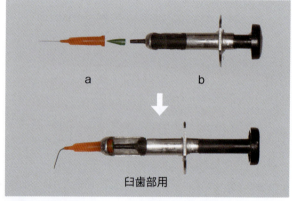

臼歯部用

図❻　臼歯部用シリンジ。先端が金属で曲げられるため臼歯部で使いやすい
a：C-Rシリンジノズル　アキュドースニードルチップ 20G（モリタ）
b：コンポジットシリンジ　タイプ2（YDM）

2．印象採得

- コスメデント充塡器 IPCT（図1）、3-0絹糸、ウルトラパック #000～ # 1（ウルトラデント）、ヘモデント液（白水貿易：図3）、シリコーン印象用シリンジ（ジーシー：図4）、デントチップ（Ciメディカル：図5a）、C-Rシリンジノズル　レギュラータイプ（モリタ：図5b）、CR用ディスペンサー（3M ESPE：図5c）、C-Rシリンジノズル　アキュドースニードルチップ 20G（モリタ：図6a）、コンポジットシリンジ　タイプ2（YDM：図6b）

 支台歯形成の術式

　支台歯形成を行う際、筆者は最初から最後までマイクロスコープを使用するわけではない。最初からマイクロスコープを使うと、歯列、歯の長軸方向などが把握しづらい。歯の長軸方向が把握できないと、補綴装置の維持、抵抗のために重要な軸面を形成しづらくなってしまう。

　歯の長軸方向は歯種ごとに異なり、軸面の形成を行う際は、歯列、隣接歯、対合歯など全体像を見ながら行わなければならない。筆者は4.5倍のルーペで軸面を含めて概形成を行った後、マイク

上顎前歯部歯肉縁下形成の術式

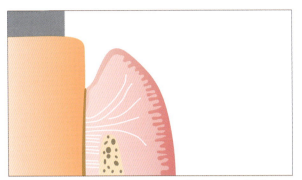

図7a　歯肉縁下形成の前に歯周基本治療を徹底的に行っておく

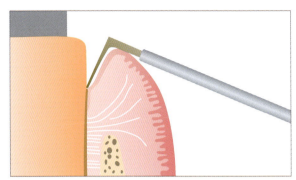

図7b　充填器の先端を歯周ポケット底まで挿入

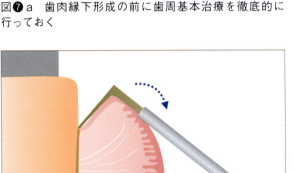

図7c　充填器の先端を歯根面に当てながら回転させ歯肉を外側にやさしく拡げる

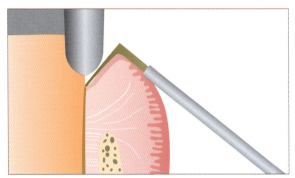

図7d　歯肉縁上の軸面にバーを当てながら歯肉縁下に形成を下ろしていく

ロスコープで軸面にバーの腹が当たっているのを意識しながら、フィニッシングラインの形成を行っている。

　スムースなフィニッシングラインを形成するために、バーの先端ばかりに気をとられていると、せっかく形成した軸面にアンダーカットを作ってしまったり、形成面が何面もできてしまったりする。バーの先端よりも、腹を使って面で当てながら、フィニッシングラインを形成しなければならない。

　筆者は、フィニッシングラインの仕上げ形成にファインのバーを使用しているが、前述したフィニッシングライン仕上げ用超音波チップ（図2）も有効である。形成が終了したら、ミラーであらゆる方向から確認する。ブリッジなど多数歯で平

行性を確認する際は、口腔内写真用のミラーを使って低倍率で確認するとよい。

　上顎前歯部で歯肉縁下形成を行う場合は、コンポジットレジン充填用のコスメデント充填器IPCT（図1）で、歯肉を外側にやさしく拡げて、バーが歯肉と接触しないよう細心の注意を払いながら歯肉縁下形成を行う（図7、8）。この充填器は先端が非常に薄いので歯肉溝底まで入り、バーの邪魔にもなりにくい。

　形成時のポジショニングについては、本項では割愛するが、筆者はマイクロスコープで形成する際はほとんど12時の位置から行っている。直視できる部位は患者の頭位やマイクロスコープの鏡筒を回転させたり、傾けるなどして直視で行い、直視できない部位はミラーテクニックで行っている。

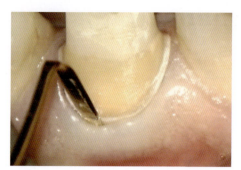
図❽a　充塡器の先端を歯肉溝内に挿入

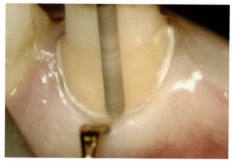
図❽b　充塡器の先端を根面に当てたまま、歯肉をやさしく拡げるように圧排し、歯肉縁下に形成を進めていく

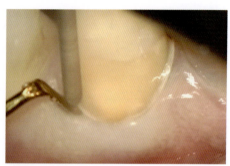
図❽c　隣接面に近づくにつれて形成は浅くしていく

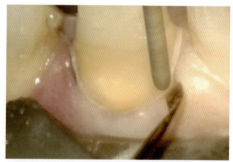
図❽d　近心側は充塡器の反対側を使用すると視野がとれる

印象採得の術式

　圧排はダブルコードテクニックで行っている。まずプローブを使って、3-0絹糸を歯肉溝底まで挿入する（図9a、10a、b）。その後、ヘモデント液を浸した適当なサイズの圧排糸を、前述の充塡器を使って歯肉を外側に拡げるように挿入していく。

　2本目の圧排糸は、断面の直径の2/3ほど入れる。2本面の圧排糸を挿入した後、歯冠側から全周2本目の圧排糸が見えていることを確認する。見えていない部位があれば、歯肉が被っているため、その部分だけ圧排糸を追加で挿入する（図9b〜d、10c、d）。

　シリコーン印象材で印象採得を行っていくが、通常のシリコーン印象材用のシリンジは先端が太いため、細いシリンジを使っている。前歯部は歯肉縁下にフィニッシングラインを設定しており、印象採得を行う際、以前は印象材を歯肉縁付近に流した後、スリーウェイシリンジのエアーで歯肉縁下に送り込み、さらにその上から印象材を追加していた。

　しかし、気泡の混入がしばしばあったため、現在は図5の器具を用いて、直接歯肉溝内にシリンジの先端を入れ、印象材をゆっくり流しながら根面に沿って動かしていく（図11）。この器具だと印象材が少量しか入らないため、通常のシリンジも用意しておき、足らなければ追加する。シリンジの先端が非常に細いため、歯肉溝底まで挿入でき、またエアーで印象材を飛ばさないため、気泡も混入しにくい。細いシリンジを使う場合、押し出す際に非常に強い圧がかかってしまうが、このディスペンサーを使うことで、女性でも軽い力で押し出すことが可能である。

圧排の術式

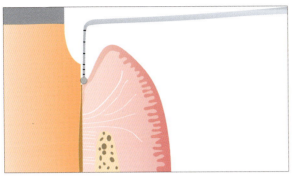

図❾a　3-0絹糸を歯肉溝底まで挿入

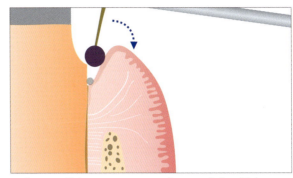

図❾b　圧排糸をフィニッシングライン直上に置く

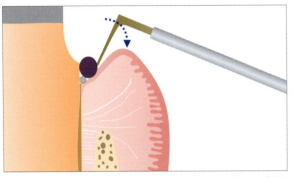

図❾c　充填器で圧排糸を外側に回転させながら2/3挿入する

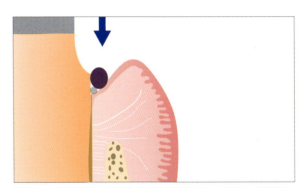

図❾d　歯冠側から圧排糸が全周見えていることを確認

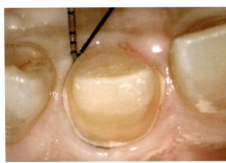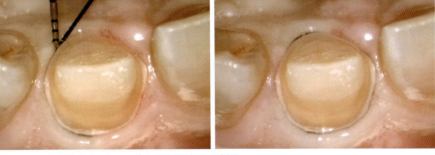

図❿a、b　3-0絹糸をプローブで歯肉溝底まで挿入

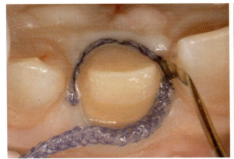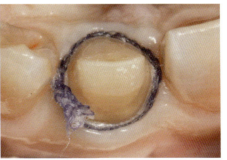

図❿c、d　ウルトラパック #0を充填器で挿入し、歯冠側から全周が見えていることを確認

3　マイクロスコープを使った支台歯形成・印象採得　61

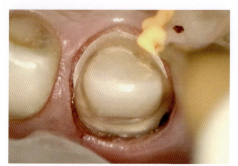

図⓫a　フィニッシングラインよりも根尖側までシリンジの先端を挿入

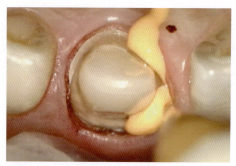

図⓫b　印象材をゆっくり押し出しながら歯根面に沿って平行に動かしていく

　臼歯部の印象採得を行う際は、シリンジの先端を曲げられる器具を使っている（図6）。先端は前歯部用の器具よりも太いが、臼歯部では前歯部のように歯肉縁下深くまで形成しないため、このくらいの太さでも十分である。

　ポジショニングについては、前歯部は患者の頭位をやや後屈し、歯冠側からの直視で圧排から印象採得まで行う。臼歯部は歯冠側からミラーテクニックで見ながら行うが、頬粘膜や舌が邪魔になることがある。その場合、頬粘膜や舌を排除してもらうアシスタントが必要となる。すべての操作をマイクロスコープ下で確認しながら行うため、ほとんど1回で確実な印象採得が可能である。シリンジはディスポーザブルであるため、多少コストはかかってしまうが、印象採得を複数回行うよりはコストを削減でき、何より歯肉へのダメージを最小限に抑えられる。

　症例

　33歳・女性。 |1 のセラミッククラウンのやり替えを希望して来院（図12）。旧補綴装置を除去し、ルーペにて概形成を行った。テンポラリークラウンを装着後、歯周基本治療を行いながら歯肉の治癒を待った。歯周基本治療終了後、マイクロスコープを使用し、唇側の歯肉縁下形成を行った。コンポジットレジン用の充塡器（図1）で歯肉を排除しながら、歯肉を傷つけないように歯肉縁下に形成を進めていった（図13）。

　歯肉の成熟を待って、マイクロスコープ下で歯肉圧排、印象採得を行った。歯肉圧排は、3-0絹糸とウルトラパック#0で二重圧排を行い、印象採得は、フュージョンⅡエキストラウォッシュタイプとモノフェイズタイプ（ジーシー）の連合印象にて行った。形成限界を越えて歯根面まで再現できた（図14）。最終補綴装置はジルコニアセラミックスとした（図15）。辺縁適合性もよく、審美的にも患者の満足のいくものとなった。

　まとめ

　暗くて見えない歯内療法にマイクロスコープを用いることはたいへん有効であるが、さらに支台歯形成、印象採得に用いることで、処置の精度が向上し、その結果、補綴装置の精度も向上する。

　また、マイクロスコープを使った繊細な処置を行うために、それに適した器具を使用すれば、隣接歯や周囲歯肉を傷つけず、やさしく確実な処置が可能となる。

【参考文献】
1) Leknius C, Geissberger M：The effect of magnification on the performance of fixed Prosthodontic procedures. J calif dent assoc, 23（12）：66-70 1995.
2) 南 昌宏：最新装置が支台歯形成を変える　マイクロスコープ・口腔内スキャナーが変えるCAD/CAM時代の支台歯形成の世界. Quintessence of Dental Technology, 37（2）：22, 2012.

症例

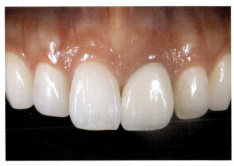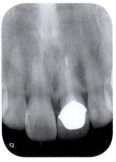

図⓬　33歳、女性。術前。前歯をやり替えたいとの主訴で来院した

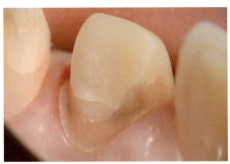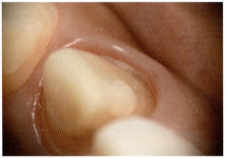

図⓭　最終支台歯形成後。マイクロスコープ下で支台歯形成を行うことで、明瞭でスムースなフィニッシングラインを獲得することができた

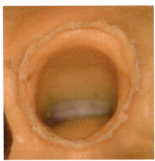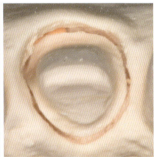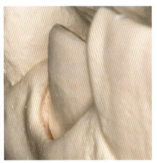

図⓮　印象面とその作業模型。歯肉縁下が深くても、歯肉溝内にシリンジ先端を入れて印象材を流し込むことで、全周にわたって気泡の混入のない印象を確実に採ることが可能である

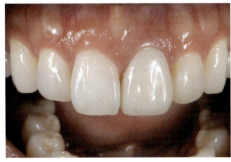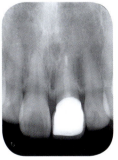

図⓯　最終補綴装置装着後。スーパーボンド（サンメディカル）にて装着した。セメントの取り残しがないようマイクロスコープ下でセメント除去を行った

3　マイクロスコープを使った支台歯形成・印象採得　63

第5章 有床義歯

1 パーシャルデンチャーにおける欠損の捉え方

渡邉祐康 *Yuko WATANABE*
熊本県・わたなべ歯科

　よく噛めて安定し、違和感の少ないパーシャルデンチャーを作製するには、口腔内のみならず患者の性格や骨格、生活習慣も考慮することが重要である。本項では、欠損をどのように捉え、パーシャルデンチャーの設計に役立てるかを考えていきたい。

　パーシャルデンチャーの設計にとりかかる前に、欠損部の状態や残存歯の状態、配置、対顎との関係や顎堤の状態などの条件を診断し、数値化できないさまざまな事柄に優先順位をつけ、完成した義歯の動態と予後を推測してブリッジやパーシャルデンチャーの設計を行わなければならない。欠損をきちんと捉えることで、残存歯にやみくもにクラスプをかけ、欠損した部位に人工歯を並べただけのデンチャーから卒業することができる。そのために、本項では筆者が指標としている欠損歯列の捉え方を4つの切り口から紹介する。

 欠損の原因と結果（顎堤の評価）

1．う蝕による欠損か、歯周病による欠損か
　欠損に至った原因の多くは、う蝕と歯周病である。この二大疾患と力との関係により、ほとんどの歯が抜歯されている。
　図1、2は、歯周病で抜歯に至ったケースとう蝕で抜歯に至ったケースを表したものである。どちらも健康な状態から始まっているが、原因が異なると、顎堤は途中で図1cと図2cのように分かれてしまう。

2．不適合義歯による顎堤の吸収
　安定しない義歯が欠損部に装着されると、顎堤に生理的咬合以上の圧が加わることになり、図2cから図2dのような顎堤に移行することもある。

 残存歯の状態（1歯ごとの評価）

　続いて、残存歯に関して、1歯ごとの評価を行う（表1）。大学を卒業した当初は、残存歯欠損部の回復のための手技ばかりに傾倒し、残存歯の保護や歯牙支持組織をみていなかったように感じている。
　欠損を埋めることは、残存歯や顎堤あるいは支持組織の犠牲のうえに成り立っており、どれほど多くの残存歯があったとしても、支持組織の破壊が進んでいたり、動揺していたり、歯冠歯根比がアンバランスになっていては、当然、支台装置としての使用にあたって、リスクを負うことになる。1歯ごとの評価は、重要な部分を占めており、他にう蝕や歯髄の有無、そして詳細な咬合の診査も加わってきており、それらの資料と患者の意向も聴取して、治療計画を模索しなければならない。

残存歯数と欠損の形態（歯列の評価）

　残存歯の状況を把握したら、口腔内に残存する歯数、配置、咬合支持数、咬合関係を診る。片顎のみで考えず、たとえ片顎しか補綴しなくても上下顎を一対として考える。
　図3は、いずれも14歯欠損であるが、図3aは長期的によい経過を辿ることは想像できる。しか

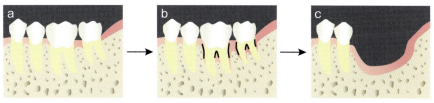

図❶ 歯周病が原因で抜歯に至ったケースの歯槽骨の吸収（「ODL HP，技工に必要な欠損補綴学」より引用改変）

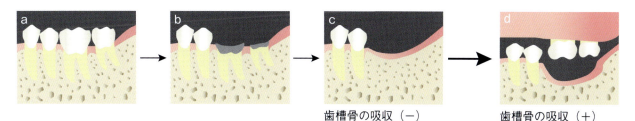

図❷ う蝕が原因で抜歯に至ったケースの歯槽骨の吸収（「ODL HP，技工に必要な欠損補綴学」より引用改変）

表❶ 残存歯に関する1歯ごとの評価基準

①う蝕の有無	
②歯髄の有無	
③歯周組織の診査 （1歯ごとの診断）	プロービング 動揺度 プロービング時の出血（BOP） 歯肉退縮の量 付着歯肉の幅 根分岐部病変 X線診査 プラークスコア 咬合診査（個歯）
④咬合の診査 咬合の分類	咬合位の安定性 咬合平面 被蓋の量（切歯・犬歯） 開閉・咀嚼運動

残存歯の配置状況

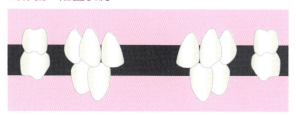

a：14歯欠損、咬合支持6

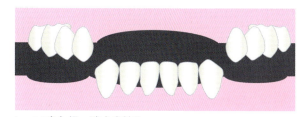

b：14歯欠損、咬合支持0

加圧・受圧の条件

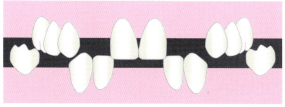

c：14歯欠損、咬合支持0、中間欠損

図❸ 残存歯の配置状況による加圧・受圧の条件
（「ODL HP，技工に必要な欠損補綴学」より引用改変）

し、図3bは咬合支持がなくなっており、治療方針を立てることすら困難である。上下の咬合を支持している部分が何箇所あるか、そしてその配置が重要であると考える。

次に、図3bと図3cを比べてみると、図3cでは顎堤に対向している歯は咬んでいない数本であるが、図3bでは残存歯すべてが顎堤に対向している。この咬合圧は顎堤で受け止めるしかなく、咬合高径の低下や咬合平面の狂い、顎堤の吸収な

加圧因子 → 欠損に対する残存歯

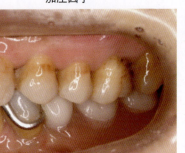 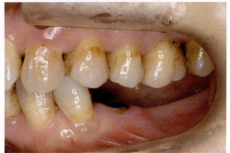

受圧条件 → 欠損補綴側の条件

図❹ 欠損部を補綴した結果、機能圧負担によるリスクの有無は、予後を推測するうえでのヒントとなる

どが予測され、難症例といわざるを得ない。

図3bと図3cは残存歯数と咬合支持数は同じであるが、難易度に大きな差がある。配置によっては受圧・加圧要件が違う欠損様式になり、一概に数値では語れない経験と勘が要求される部分である。

 咬合支持域と咬合歯数（上下関係の評価）

上下関係の評価においては、欠損状態を分類し、患者の病態を単純化するいくつかの方法がある。

単純化する意義は、病状の危険度や進行度を知り、予後の経過を予測することができる。

分類して欠損歯列を読むには、以下の4つの方法が挙げられる。

①Eichnerの分類（顎位の崩壊度）
②金子の分類（欠損ステージの分類）
③咬合支持数・宮地の咬合三角（予後予測の目安）
④加圧・受圧の条件（補綴によるリスク度の評価）

また、予後の推測にあたっては、④加圧・受圧の条件（補綴によるリスク度の評価）のうち、下記の3つについても考慮する（図4）。

1）機能圧負担によるリスク

維持歯の負担、顎堤の吸収

2）義歯の動態

義歯の回転、沈下

3）バランス

左右上下顎の残存歯と義歯とのバランス、中間歯欠損に対する残存歯（加圧因子）

●キーティースと犬歯の有無

ここで、キーティースと犬歯の有無について考える。残存しているなかで咬合を支持している歯、歯根面積の大きな歯、遊離端を防いでいる歯は、重要な役割を担っている。とくに欠損側に隣在する歯は、補綴に際しては何らかの力がかかる。ブリッジでは、支台歯として荷重の負担がかかり、デンチャーではレストやクラスプによる負荷を受ける。

次に、犬歯が何本残存しているか考察したい。たとえば、比較的状態がよい犬歯が4本存在していれば、比較的容易な咬合再構成とよりリジッドな予後のよいデンチャーを作ることができると考える。犬歯の残存は、成否を左右する大きなポイントである（図5）。

 まとめ

本項では、パーシャルデンチャーを設計するにあたって、4つの切り口から欠損歯列の捉え方を

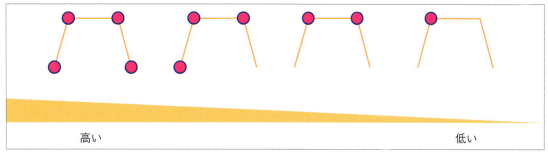

図❺　上下顎犬歯の有無と補綴による回復度を示す。右に移行するほど回復は困難になる

おおまかに説明した。

　一口腔一単位で考えた場合、以下の観点が重要となる。まずは欠損の進行がどのように進んで、現在の状態に至ったか？　欠損進行のステージで、現在どこのステージに位置しているか？　インプラントを用いることで、欠損の進行を食い止めることができるか？　インプラントを使用することで、欠損の進行を早めることはないか？　今回の設計で欠損がどのように進んでいくか？

　設計時にこれらのさまざまな観点から、何が重要かの優先順位をつけなければならない。欠損状態によっては、優先順位をつけることにより、何かが犠牲になることも致し方ないと考える。治療終了後とくに悪影響を及ぼす抜歯や根面板に関しても、歯を残すことばかりにとらわれず、バランスを考えて処置しなければならない状態も出てくる。

　残存歯を根面板として使用することで、沈み込む床をよりリジッドに改善することも考慮しなければならないし、インプラントを1本支持としてデンチャーの中に収めることで、欠損歯列の改変を行い、よりリジッドなバランスのとれた義歯が作製できることもある。非機能歯を移植して、欠損歯列の改変を行うことも一つの手段である。

　また、根面板をどう使うか？　支持として使うか、顎堤の維持として使うか？　左右のバランスのみならず、対顎とのバランスを考えて義歯対義歯で咬むか、義歯対天然歯で咬むか？

　さらに、傷んだ歯をどう繋いでブリッジとして弱い歯を守りながら、どこに床をもってくるか？　そのブリッジはどう揺さぶられ、どう壊れていく可能性があるのか？　上下左右のバランスや審美性を考慮して、どこをどう繋いで鉤歯を設定し、どのような維持装置で設計すべきか？

　どれほどリジッドでよいデンチャーを装着しても、患者はどうしても残った自分の歯で咬もうとする。それにより、残存歯がどのような壊れ方をしていくかを考えなければならない。また、できあがった義歯は、どのような動きをして、どのような悪影響を及ぼすかについても予測して、次の一手を準備しておくことが大切である。治療終了後から義歯の壊れ方を想像することで、欠損歯列の流れをよい方向に導く。

　現在の欠損状態を欠損が進行している途中の一場面と捉えて、今後どのような流れで進行していくのか、急速か、緩やかか？　歯周病のコントロールは必要か？　過度な咬合力か？　それらに対してどのようなアプローチをすべきか？　できるかぎりの情報を読み取って予測したうえで、義歯の設計にあたることが重要である。

第5章 有床義歯

2 総義歯製作の勘どころ

金澤憲孝 *Kazutaka KANAZAWA*
福岡県・かなざわ歯科クリニック

 はじめに

　超高齢社会を迎え、ますます質の高い総義歯治療が求められるが、ただやみくもに作るだけでは患者の満足は得られがたく、使えない義歯になる場合も多い（図1）。そもそも無歯顎治療は、有歯顎のときの状態が不明確で、なおかつ求められる理想的な状況を術者がゼロから組み上げていくため、指標の設定が難しく、回復の方向性も見出しにくい。さらには上顎骨と、そこにぶら下がり自由に動く下顎骨に対して、安定した顎位と調和した咬合を与えていくのは困難である。
　"使える総義歯"を製作していくには、「痛くなく」「よく咬め」「外れず」「安心して会話ができ」「収まりのよい」ことが重要だと考えているが、上記のような困難性とさまざまな工程のある義歯製作においては、指標の見出し方と、エラーができるだけ起きにくいようなポイントを押さえた製作過程が重要であると考える。

 義歯製作にとりかかる前に

　筆者のケースの多くは、松本勝利先生（福島県開業）の提唱するGDSシステムを歯科技工士と共有することで義歯製作を行っているが、どのような製作システムを用いるにせよ、この「歯科技工士と共有するシステム」で製作することが非常に重要である。
　というのも義歯を製作するにあたり、指標を見出したり、エラーを減らしたりするには、収まり

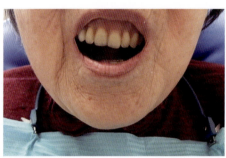

図❶　開口しただけで脱離する義歯では満足度は低い

のよい安定した咬合床が必須であり、また最終義歯に患者の要望、自然な装着感を取り込むには完成のタイミングではなく、咬合床の段階から各製作ステップごとに、完成義歯のイメージをもってもらいながら進めていかなければならないからである。
　大事なのは、歯科技工士には完成義歯と同じ形態を最初から意識して製作してもらうこと、患者には完成義歯に合わせて作られているので、要望があればそのつど伝えてもらうこと。この共通意識を術者、歯科技工士、患者のすべてがもっておかないと、「完成の際に修正します」という製作側の意識、「完成の際に修正されるだろう」という患者側の誤った期待のまま進んでしまえば、それが"使われない義歯"になる可能性を多く秘めてしまう。

 **総義歯製作における
診療室での流れ**

1．問診・口腔内診査
　まずは、いきなり作り出すのではなく、どのよ

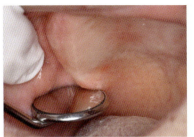

図❸ 顎堤から後方に滑らせ、ストンと落ちる所がハミュラーノッチ。この部位を模型に印記しておく

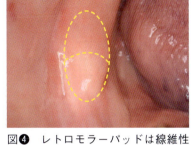

図❹ レトロモラーパッドは線維性組織が豊富な硬めの前方部と、腺組織の豊富な軟らかめの後方部からなる

図❷ リラックスした雰囲気のなか、スタッフが食事に関しても話を聞き出していく

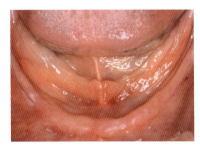

図❺ 舌下ヒダの軟らかい組織は吸着のために有利である

うな義歯を作っていくのかを見出さなければならない。そのためには、患者へのインタビューを十分に行い、これまでの経緯や思い、現状、今後への期待などにもよく耳を傾け、義歯に対して求めるものを把握しておく必要がある（**図2**）。

その次に全身の状態、頭頸部および口腔の症状を踏まえたうえで、視診・触診などを通し、顎堤の形態や顎堤粘膜の性状、浮動性粘膜の有無、粘膜下の骨面形態、辺縁歯肉・舌・小帯・スジなどの状態や可動域、関連筋の動きや緊張、唾液の性状、旧義歯の状態などを診査し、現病との関連や治療法の指標とする。とくに模型上から確認しにくい重要な部位は、事前に把握しておく。

- 上顎後縁はアーライン、口蓋小窩などを基準に設定するが、軟口蓋と硬口蓋、弾力性がある部分はどこからかなどを触診で確認しておく。
- とくに顎堤が吸収しているケースは、ハミュラーノッチが模型上ではわかりづらい。ミラーなどで顎堤をなぞり、上顎結節から後方にストンと落ち込むくぼみを確認しておく（**図3**）。
- レトロモラーパッドは基準としてだけではなく、下顎義歯の支持、後縁封鎖のためにも重要な組織である。範囲、形を見据えたうえでエアブローを行い、後方の軟らかい部分はどこから始まるのかも診ておく（**図4**）。開口時の翼突下顎ヒダの伸展による影響範囲、染谷のスジの有無も確認しておく。
- 頬棚部の範囲を触診で確認する。
- 顎舌骨筋の付着部位は経年的に変わらないので、顎堤が吸収するほど歯槽頂付近に現れてくる。この部位にみられる顎舌骨筋線部の骨縁形態も、触診して確認しておく必要がある。
- 舌下腺部は吸着に非常に有利になるので、舌下ヒダの状態、小帯の範囲、周囲の硬さなどを確認する（**図5**）。

2．印象採得

咬合圧や咀嚼圧を受ける支持域は静的状態で印象採得できるが、封鎖に関係する床辺縁に関しては機能を採り込んでいかなければならない。義歯床を口の中で安定して維持させるためには、可及的に望まれる範囲で、義歯の内側か外側の床縁をすべて軟らかい組織で取り囲み、唾液を介してパックしてしまう必要がある。ただし、日常生活のさまざまな機能運動で、どこかの組織が義歯に

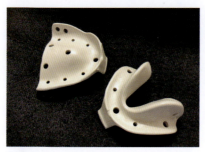

図❻ 使いやすいようカスタマイズしたアキュトレー（Ivoclar Vivadent）。左：上顎、右：下顎

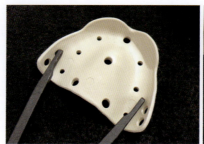

図❼ 上顎は顎堤頬側の最大幅部縁端を測ったコンパスの内側よりもトレー頬側内壁が幅広なものを、下顎は顎堤舌側縁端を測ったコンパスの外側よりもトレーの舌側内壁が小さなものを選ぶ

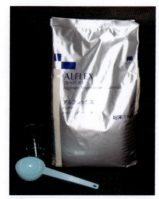

図❽a アルフレックスデンチャー（ニッシン）

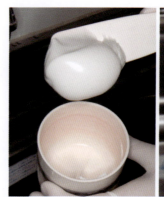
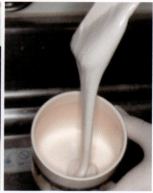

図❽b 一次印象は常温水を用いて混水比どおりでやや硬めに、二次印象は冷水で混水比を増やし軟らかめに練る

干渉してしまい、この状況が崩れると安定が失われるので、その干渉範囲は避けなければならない。

具体的な印象時の機能運動に関しては、先人たちによる多くの文献などを参考にしていただくことにして、筆者は義歯の維持に必要な箇所全体を印象材で収めながら、日常生活での口腔周囲の動きによって義歯の安定を失う部分、疼痛に繋がる部分を排除するイメージで採得している。

1）既製トレー＋アルジネート二重印象

既製トレーを用いる際、顎堤に干渉しない範囲で、レトロモラーパッドや上顎結節、口蓋後縁をまんべんなく覆う必要があるが、小帯部や唇頬側などの辺縁形成を行う場所に関しては、やや短めのサイズがよい。そのような観点から、アキュトレー（Ivoclar Vivadent：図❻）のなかから適切なサイズのトレーを選び（図❼）、アルジネート印象材での二重印象を行っている。

既製トレーは口腔粘膜と適合性が高いわけではないので、いきなりフローのよい印象材を用いると求める範囲までの印象が採れない。一次印象はコシのある印象材（アルフレックスデンチャー：ニッシン；図❽）で、ある程度の印象圧を与えながら全体を押し広げるようにおおまかな形を採得する（図❾）。そして、その辺縁をナイフでトリミングした後、次は二次印象として冷水で緩めに印象材を練って、シリンジ（図❿）を用いて唇頬舌側部の辺縁に注入し、トレーを挿入する。粘膜をできるだけ変形させないよう圧に気をつけながら、可動粘膜を採り込んでいく。

アルギン酸塩印象材用接着材（テクニコールボンド：ジーシー）を一次印象前にトレーへ先に塗布しておくが、二次印象に移行する際にも上に重ねるアルジネートを接着させるために、十分水洗して軽く乾燥させた後、表面に塗布し印象に移る。

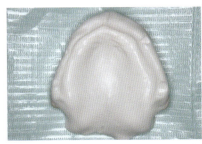
図❾ アルジネート一次印象の際に気泡が混入しても、二次印象時にカバーできるが、その原因については考察しておく

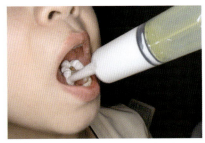
図❿ ニプロカテーテルシリンジ50mL 横口タイプ。ノズルが筒の端に付いているため、視界に入らず使いやすい

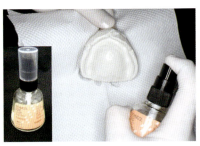
図⓫ テクニコールボンド（ジーシー）の蓋の部分をスプレー式に付け替えてある。印象面に均一に吹き付けられる

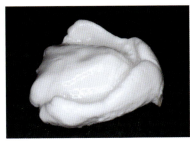 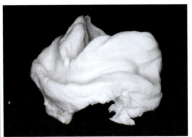
図⓬ 辺縁をトリミングした後に採得した二次印象。これが最終的な義歯の外形ではなく、ここから床外形を求めていく

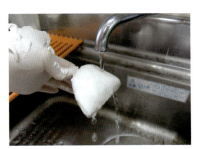
図⓭ アルジネートをトレーに盛ったら、患者にはうがいをしてもらい、印象材表面は流水下で形を整え、ヌレをよくする

　その際、筆者はテクニコールボンドの蓋を市販のスプレーボトルのノズルに付け替え、換気のよい場所で使用している（図11）。唾液の付いた印象面を直接刷毛で触れずに済み、また、むらなく全体に短時間で塗布できる利点がある。

　この段階で採得した印象はそのまま完成義歯の大きさ、形態になっているわけではなく、ランドマークを可及的に組み込んだ大きめの印象概形となっているので、床の外形線を引くことで最終形態へと導く（図12）。

●アルジネート印象時に注意する点
- 印象前に顎堤粘膜上をガーゼなどで清掃し、プラークや唾液を取り、印象面の荒れを防ぐ。
- トレーの挿入や印象採得の動作に関して、事前に必ず練習を行う。
- 印象採得直前に患者にはうがいをしてもらう。また、トレー上のアルジネート面に対して流水下で形を整えておく。印象材のヌレがよくなり、気泡が入りにくくなる（図13）。
- 機能運動の練習の時点でトレーが動いてしまう動作があれば、本印象時には省く。
- 機能運動させた後は、閉口気味で最低3分、できれば4分キープする。このとき絶対にトレーが動かないように注意する。
- 高齢者などで誤飲の可能性がある場合は、嚥下運動を行わない。
- 顎堤が吸収している場合は、既製トレーによる大きな機能運動を避け、素のままに近い印象を採り、個人トレーに移行している。
- 印象の撤去時は、縁から空気を入れて外す。こねったり、力で外すと変形してしまう。
- 印象採得後は10分以内に石膏を流し、石膏の重みで変形しないよう置き方、置く角度に注意して湿箱内にて保存する。

2）個人トレー＋シリコーン精密印象

　多くのケースでは、的確な印象採得を行えば既

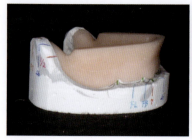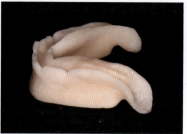

図⓮ 強度と印象材スペース、そして粘膜の倒れ込みにも配慮されたGDSシステムの下顎個人トレー

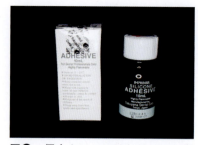

図⓯ 個人トレーにはシリコーン印象材との接着材を付けておく。インプリンシス シリコーン アドヒーシブ（トクヤマデンタル）

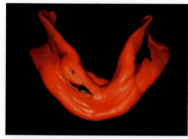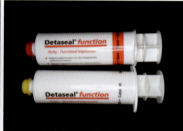

図⓰ シリコーンでの一次印象としてデタシールファンクション（DETAX：茂久田商会）を用いる。適度な硬さをもちながら伸びがよく、操作時間も長めである

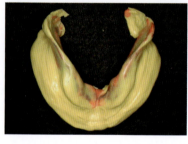

図⓱a 二次印象としてフローのよいシリコーン印象材を用いる。このケースではウォッシュタイプのインプリントⅡライトボディ（3M ESPE、3Mヘルスケア）を用いた

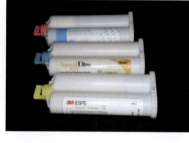

図⓱b それぞれ伸びの違うタイプのシリコーン印象材

製トレー＋アルジネート印象でも義歯製作に対応できる十分な印象面が得られると考えている。しかし、すべてのケースでそれが可能というわけではなく、必要に応じてこれまでに製作された模型を使って個人トレーを製作し、シリコーン印象材で精密印象を採得する。

個人トレーは、既製トレー＋アルジネート印象で採得された模型をもとにして、外形を設定したのちに製作する。また、変形しないだけの厚みと強度を兼ね備えておく必要がある。もともと歯が存在したであろう位置にフレームを設置し、印象時に粘膜が過度に倒れ込むのを抑える。さらに、義歯のボーダー部をトレーレジンで埋めてしまわないことで、生理的な運動を印象体に反映した精密印象を採得できるようにする（図⓮）[1]。

個人トレーにアドヒーシブ（図15）を塗布後、一次印象としてデタシールファンクション（DETAX：茂久田商会）にて義歯床辺縁部の印象を採得する（図16）。適度な硬さと操作時間が長めなので、非常に使用感がよい。練りはじめから30秒間でトレーに盛って口腔内に挿入し、2分〜2分半以内で機能的な操作を終え、6分経過するまでキープしている。過加圧部や過長部を削合し、二次印象としてフローのよいシリコーン印象材を用いて、細部までの辺縁形成を行っていく（図17）。

3．咬合採得

いかに印象採得がよくできたとしても、咬合採得がうまくいかないと義歯は安定せず、患者満足度は得られにくいため、臨床上、非常に重要なパートとなっている。そのためには蠟堤上の仮の咬合

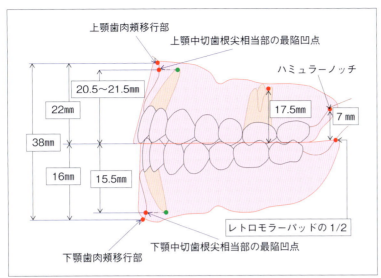

図⓲ 咬合平面を想定した咬合床の製作。あとの作業効率を考慮すると上顎蠟堤はわずかに長め、下顎はわずかに短めのイメージをもったほうが対応しやすい

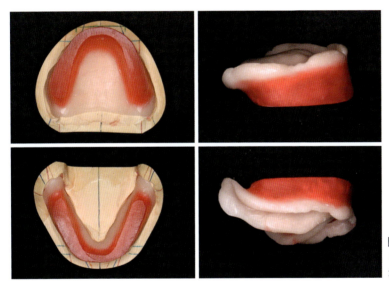

図⓳ 最終形態をイメージしてある咬合床。模型上でがたついてはいけない

平面も、変化の大きい歯槽頂を基準にせず、ランドマーク、歯の解剖学的平均値から推測される長さ[1]、変位しにくい基準点をもとに設定する（図18）。

咬合床は最終形態をイメージして製作し、模型上でも口腔内でもがたつかず安定して収まっていることが重要である（図19）。咬合床に問題があると基準が不明確になり、その後の作業にもエラーが出るだけでなく、患者がリラックスした状態で開閉口運動できないため、信頼性のある値が得られない。安定しなければ、内面や床縁、蠟堤部の位置が適切であるかの再確認が必要である。

修正可能な範囲であれば、床縁不足ならワックスなどでカバーしたり、塗布するだけで簡便に使用できる義歯安定剤（新ファストン：ライオン歯科材）などを用い、安定して違和感が少ないことが確認できたら咬合採得を行っていく。

咬合採得時に求めるおもなポイントは、以下のようなものがある。

• 1回目のアポイント

①前歯部のリップサポートと上顎蠟堤床の前歯部切端位置および正中の決定

②上顎咬合平面の設定

③垂直的顎位の決定

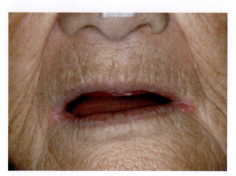

図⑳ 上顎蠟堤床は口唇の最下端より0.5〜1mm出ているくらいが目安。リップサポートの過不足も確認する

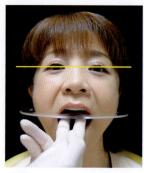

図㉑a 仮想咬合平面は前頭面では瞳孔線と平行に設定

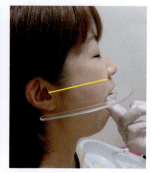

図㉑b 矢状面では鼻翼下縁と耳珠下縁を結んだ線と平行に設定

・2回目のアポイント
④水平的顎位の決定

1) 前歯部のリップサポートと上顎蠟堤床の前歯部切端位置および正中の決定

上顎蠟堤床の前歯部の長さは、切歯切端相当部が口唇の最下端より0.5〜1mm出ているくらいを目安にする（図⑳）。次に前歯部のリップサポートが適切であるかを確認する。これは、患者にリラックスして後の咬合運動をしてもらうために重要である。切端位置が決まったら、上顎正中線をしっかりと記入しておく。

2) 上顎咬合平面の設定

仮想咬合平面は前頭面では瞳孔線と平行に、矢状面では日本人を対象とした研究での報告[2]に多い鼻翼下縁と耳珠下縁を結んだ線と平行に設定する（図㉑）。解剖学的基準点から平均値を用いて適切に作られた蠟堤を用いると、多くの修正は必要ない場合が多い。

ただし、床に漠然とパラフィンが盛られた蠟堤床からスタートしているのであれば、まずはチェアーサイドでこの上顎の仮想咬合平面を作ってから、次のステップに進むべきである。というのは、咬合採得時の咬合平面とは、上顎の咬合平面を指すだけではなく、基本的なClass Iのケースであれば、審美上その位置が限定させる上顎中切歯切端位置と下顎のレトロモラーパッドの1/2または後方1/3の位置を結んだ線が平均的な咬合平面に

なり得るので、自然的にこれを決定するとおおよその咬合高径がみえてくる（図22）。

また、これを決定することで、上顎を便宜的に不動の基準とするため、この後の操作が非常に行いやすくなる。

以下に、誤差の多い場合の蠟堤床に仮想咬合平面を反映させる効率的な方法を記載する（図23）。

準備するもの

蠟堤、咬合平面板、硬めのユーティリティーワックスの玉を3〜4個、平行線を記入するための板、金属製のヘラ。

①上顎中切歯切端の位置を蠟堤に記入する。足りない場合は、そこだけ少し足しておく。

②濡らした上顎蠟堤の6|6相当部と切端に計3つのユーティリティワックスを置き（前歯部にフラビーガムがある場合は、後方4ヵ所にする）、咬合平面板を前頭面では瞳孔線と平行に、矢状面では鼻翼下縁と耳珠下縁を結んだ線と平行になるよう、患者の前から横からと確認しながら圧接していく（図23a）。ユーティリティワックスなので、位置がずれても手軽に何度でもやり直せる。このとき、平面板と蠟堤との隙間はまったく気にしなくてよい。

③蠟堤上のどこでもよいので、咬合平面板と平行な線を引く（図23b）。

④先ほど引いた平行線に対して中切歯切端を通る新たな平行線を引くと、それが上顎の仮想咬合

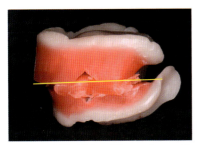
図㉒ 上顎切端と下顎のレトロモラーパッドの1/2または後方1/3を結んだ線が咬合平面や咬合高径決定にも結びつき得る

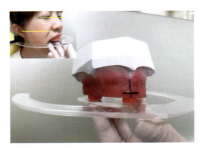
図㉓a 切端位置を記入後、蠟堤に3つのユーティリティワックスを置き、口腔内で仮想咬合平面と平行になるよう咬合平面板を圧接していく

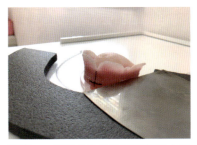
図㉓b 板状のものを平面板の上に置いて、平面版と平行な線をどの高さでもよいので蠟堤上の唇頬側面に引く

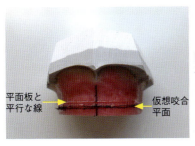
図㉓c その線と平行な線を、最初に決めた切端位置を通るように引くと、そこが仮想咬合平面となる

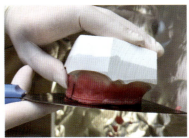
図㉓d その線の所まで、熱したヘラを使って溶かしていく。足りない場合はそこまで足していく

---

(1) Willis 法
瞳孔から口裂までの距離と、鼻下点からオトガイ底までの距離が等しい。

(2) Bruno 法
鼻下点からオトガイ底までの垂直的距離は、患者の掌の幅径と等しい。

(3) デント・プロフィール・スケール
顔貌の確認を行う方法であり、前方を直視し、リラックスさせて唇を閉じ、軽く咬頭嵌合させる。
以下のようになっているかを確認。

・上・下唇の面積が一致
・口角に皺がない
・側貌における鼻と上唇との角度が95度、Ⅱ級では95－10度、Ⅲ級では95+10度
・口唇線は水平

(4) 下顎安静位法
安静空隙2～3mmを設定し咬合を採得。

(5) air-blow 法
口笛を吹くように、軽く息を吐く時の上下切歯の離開量は2mm程度であることを利用。

(6) 嚥下利用法
嚥下時の下顎位が、咬頭嵌合位もしくは下顎後退位にあることを利用。

(7) 発音利用法
特定音を用いて、発音時の下顎位から咬合高径を求めようとする方法。

(8) 現在の義歯を利用する方法
使用中の義歯の咬合高径に誤りがなければ、義歯を装着した状態での鼻下点とオトガイ間の距離を記録し咬合堤の高さを合わせる。

図㉔ さまざまな垂直的顎位決定法（松本直之：無歯顎補綴の臨床Q&A，医歯薬出版，東京，2006、権田悦通：最新総義歯補綴学，医歯薬出版，東京，1999より引用改変）

平面となる（図23c）。足りなければワックスをそこまで盛り、長すぎる場合は金属製のヘラを熱して、その位置まで落としていく（図23d）。

3）垂直的顎位の決定

顎位の採得には垂直的、水平的な2つの要素があるが、この段階はエラーを起こしやすいところでもあるので、それぞれを分けて行う。そして、水平的顎位を得るためのGoAは、咬合高径によって位置が変化するので、まずは垂直的顎位から決定していく。

垂直的顎位の決定法は多く使われるWillis法以外にもさまざまあるが（図24）、1つの情報にこだわらず、併用しながら大きな範囲から小さな範囲へと絞っていく。ただし、安静位空隙を超えている場合は、どこかにエラーがないか確認する。安静位空隙を確認する際は、意識させるとますま

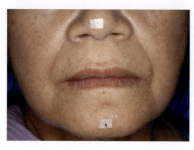
図㉕ 鼻とオトガイの最突出部を基準点とし、その2点間の距離を計測する。適切な高さで自然な口元になる

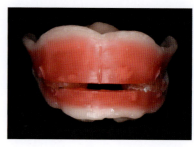
図㉖ 咬合床の安定を考慮し、5・6番相当部に軟化パラフィン塊を乗せ咬合させる

す一定の状態を保てなくなるので、リラックスした状態からすぐに確認に入り、すばやく値をとる。

咬合高径が低すぎると、下顎を前方に突き出す感じになりやすく、また老人様顔貌となりやすい。逆に、患者の顔貌的な希望を聞き入れ、加齢による皮膚のたるみなどを考慮に入れすぎると、咬合高径が高くなりやすいので気をつける。垂直的顎位に関しては、許容範囲が水平的顎位よりも広いといわれているが、高すぎるのも低すぎるのもそれぞれ問題がある。

咬合高径に目星をつけたら、その顔貌を患者自身や周りのスタッフなどにも評価してもらい、調和していて問題ないと判断したところで、鼻とオトガイの最突出部を基準点とし、その2点間の距離を計測する（図㉕）。これは鼻下点とオトガイ底でも構わないが、閉口時の緊張などによりオトガイ底部の位置が短縮したりする場合があるので、注意が必要である。

咬合床は、咬合平面よりも低くした下顎の蠟堤に、十分に軟化したパラフィンワックス塊を咬合床の安定を考慮して、5・6番相当部に乗せ、咬合させていく（図㉖）。この軟化パラフィン塊は、キャラメル型に左右をほぼ均等なサイズ、芯の残らない軟らかさに仕上げる。必要な操作時間を確保するためには、パラフィンに十分な熱量を短時間で蓄える必要があるが、パラフィンから煙が出るほど軟化してしまうと収縮率が高くなるので、注意が必要である。

4）水平的顎位の決定

垂直的な顎位が決まった後は、水平的な顎位を決定していくためにGoAを採得するが、とくに高齢者は顎関節や下顎運動機能などに問題のある場合も多く、診査・診断のためにも、この段階でその確認を行っておくことは有用である。

GoAを採得する際には、最終的に与える咬合の高さで、描記板を咬合平面に揃えることが重要である。また、描記針は下顎骨の正中、上下顎の安定した部位に設置し（図㉗）、できるだけ舌房を阻害しない装置にしなければならない。極端に舌が後方に下がると、後ろ咬みになってしまう。

そして、リラックスした状態での咬合の収束位置、タッピングポイントを記録していくが、しばらく患者に旧義歯を外してもらい、顎を前後左右に振る運動や大きな開閉口運動をしばらく行ってもらって旧義歯の影響の減少を狙うとともに、口腔周囲の筋肉疲労が起こった状態を作り出しそれを活用する。そして、この工程では「咬む」ことを指示すると、どうしても前咬みになりやすくなるので、あくまで自然に「開ける」「閉める」「閉じる」というような言葉で指示するほうがよい。

この際、ライトタッピングにて採得する場合が多いと思うが、この方法だと任意のどの場所でも咬めてしまうことを知っておく必要がある。できるだけ、咀嚼筋と顎関節に調和した下顎位を求めるのであれば、頭部をやや後傾にカンペル平面を地面と水平にした状態（図㉘）にし、大きな開口量で急速な開閉口運動を行わせると、下顎運動経路が安定する[3]。

意識的に咬もうとしてしまい、前咬みがなかなか抜けない患者は、GoAの際に比較的きれいな

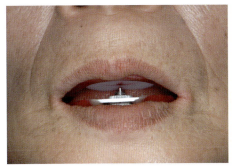

図㉗ 描記板は咬合平面に揃え、描記針は下顎骨の正中、上下顎の安定した部位に設置する

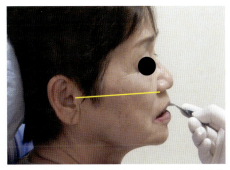

図㉘ 安定しない場合は、カンペル平面を地面と水平にした状態で、大開口量で急速な開閉口運動を行わせる

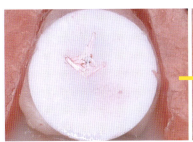
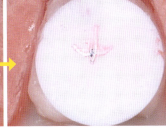

図㉙ タッピングポイントの変化

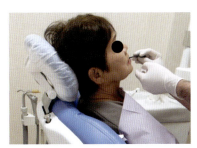

図㉚ 前咬みを抑制する意味で、頭部後方傾斜法を用いてポイントを探る場合もある

矢印を描けるにもかかわらず、タッピングポイントがかなり前方にきてしまうことがある。そのような場合は、適切な義歯を用いることで咬合位置が変化していくことを見越して、少し姿勢を後傾したかたちで広頸筋を緊張させ、下顎前進運動を抑制させながら、タッピングポイントを探る頭部後方傾斜法を用いている（図29、30）[4]。

4．蠟義歯試適

義歯はいったん完成してしまうと大きな修正が難しいので、このタイミングでしっかりと患者とともに問題点を抽出しておく必要がある。そのためにも、とくに完成義歯の形態を踏襲しておく。

まず口腔内に入れる前に、模型上で再度がたつきはないか、排列は適切であるかなどを確認する。

それらを確認したうえで初めて口腔内に試適していくが、いきなり上下顎を入れず、必ず片顎ずつ以下について確認していく。

- 定位置に収め、術者の指で同時に軽く顎堤方向に圧した際、義歯が安定して吸着しているか、人工歯部を押さえて転覆しないか。
- 床縁やレトロモラーパッド部、上顎後縁の位置は適切か。
- 前歯部の見え方やリップサポートはどうか。
- 舌が下顎義歯舌側面に適切に寄り添っているか、咬合面に乗り上げていないか、舌背よりも咬合平面が高くないか。

その後、上下顎蠟義歯を口腔内定位置に収め、以下を確認していく。

- 上下の歯牙のバランスはどうか、正中にずれはないか（図31）。
- 咬合接触時に、上顎左右犬歯〜小臼歯に置いた術者の指に伝わる感触、音にばらつきはないか（図32）。
- 咬合紙は左右均等に咬んでいるか、咬合接触点が咬合器上と一致しているか、斜面上で咬合していないか。
- 側方運動で転覆はないか。
- 嚥下や発音に問題はないか。

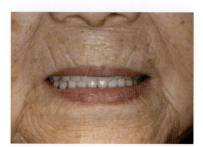
図㉛a 蝋義歯試適時。自然な口元かどうか

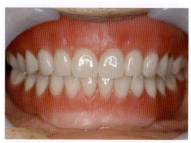
図㉛b 最終的な形態を模した形で試適を行う。正中にずれはないか

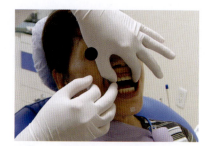
図㉜ 上顎唇面3、4番相当部に指を置いて、均等に咬合接触しているか、揺れなどないかを触知する

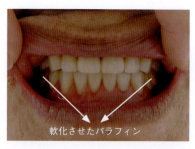
図㉝ 修正が必要な場合は早期接触しない高さで軟化させたパラフィンを咬んでもらい、リマウントする

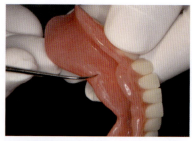
図㉞ 事前にバリなどないか確認しておく

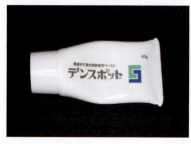

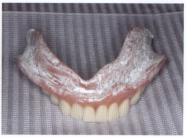
図㉟ デンスポット（昭和薬品化工）で刷毛目の抜けたところを調整していく

　ここでズレを確認したら、すべての人工歯を排列している場合、微調整で済みそうでなければ、人工歯が早期接触しないギリギリの高さまでパラフィンを咬んでもらい、リマウントしたほうが後のエラーを減らせる（図㉝）。

5．完成義歯装着

　治療用義歯を踏まえていない場合はとくに、口腔内に入れる前にまず患者に、いまからしばしの調整が必要な理由、いきなりまったく不自由なく使えるわけではないこと、慣れも必要なことなどを説明しておく。先に説明しておかなければ、後から説明しても言い訳にしか聞こえず、患者の信用も失ってしまう。

　それから、まず探針やワッテ、ガーゼなどで内面をなぞり、床内面にバリなどの引っかかりがないかを確認し（図㉞）、前述の蝋義歯試適と同じ要領で片顎ずつチェックする。そして、アンダーカットの影響を受ける箇所は適合試験材などを用いて接触部位を確認、削合し、内面の当たりや床縁の過長部は削合する（図㉟）。ただし、シリコーン系の適合試験材は、それ自体に厚みがあるので注意が必要である（図㊱）。

　それから、上下顎を装着し、ゆっくりと咬んでもらい、以下の項目を確認していく（図㊲）。

・審美的な問題はないか。
・痛みがなく安定しているか、脱離しないか、浮き上がらないか、正中にずれがないか。
・咬合接触時の音にばらつきがないかを聞き、義

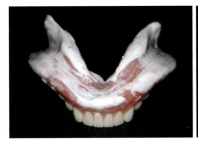
図㊱ フィットチェッカーアドバンス（ジーシー）でも確認を行う。厚さに注意

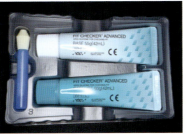

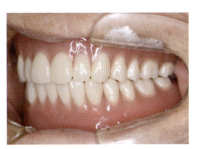
図㊲ 片顎ずつのチェックが終わって初めて、上下顎でそっと咬んでもらう

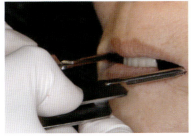
図㊳ 咬合紙は必ず両側で咬ませる

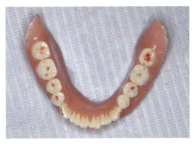
図㊴ 与えた咬合様式に合わせて咬合を調整

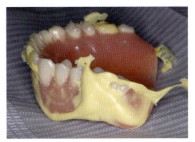
図㊵ 印象採得時と同じ運動を行うことで研磨面の当たりを見ていく

歯に微細な揺れがないかを触知する。
- 咬合紙は必ず左右で咬んで（図㊳）、咬合点が全部抜けるか、全部中途半端に均一に当たるまで調整する。
- 与えた咬合様式に合わせて咬合を調整していく（図㊴）。
- 印象採得と同じ要領でシリコーンにて辺縁部の当たりや過長部、厚みを確認する（図㊵）。

まだこの義歯に慣れていない患者にあまり細かく合わせていくのは際限がなく過調整になりやすいので、初日はあまりやりすぎず、できれば翌日に来てもらい、不具合を聞きながら調整していく。そのためにも、最後に不具合は必ず出ること、疼痛が出る理由や少しずつ調整して段々とお口になじませていくこと、などを説明しておく。

 症例

患者は65歳、女性。新義歯製作を希望し来院。自分で義歯を削合していたこともあり、かなり小さな義歯になってしまっている。顎堤の吸収も顕著で、義歯の安定に対する不満に加え、年齢以上の老人様顔貌を訴えていた（図㊶〜㊸）。

このような場合、治療用義歯を経て総義歯へ移行するのが理想的であるが、今回はその過程を踏まずに最終義歯を製作する方法をとった。上顎は既製トレー＋アルジネート二重印象法、下顎は個人トレー作製後、フローの違う2種のシリコーン印象材を用いて精密印象を採得した（図㊹）。

歯科技工士に規格模型と蠟堤床製作を依頼し、それを用いて咬合平面、および垂直的顎関関係を求めていった。最初にWillis法を用いて診断したが、患者の要求を満たす顔貌とはならず、もう少し咬合挙上が必要であった（図㊺）。どこまで咬合高径を挙上できるかは、発音や安静位を利用し、範囲を狭めていきながら判断した（図㊻）。

得られた咬合平面と平行に描記板を設置し、先に決定した咬合高径でゴシックアーチおよびタッピング描記を行わせると、アペックスのやや前方で収束したため、ここで咬合採得を行った（図㊼）。

しかし、旧義歯に比べるとかなりの咬合挙上を

症例

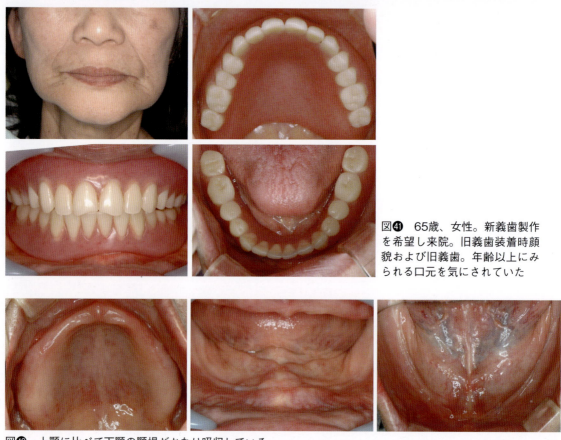

図㊶ 65歳、女性。新義歯製作を希望し来院。旧義歯装着時顔貌および旧義歯。年齢以上にみられる口元を気にされていた

図㊷ 上顎に比べて下顎の顎堤がかなり吸収している

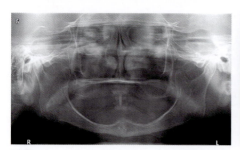

図㊸ パノラマX線写真からも下顎骨の顕著な吸収がわかる

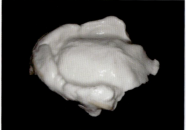

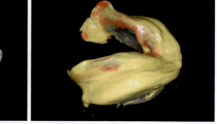

図㊹ 上顎は既製トレー＋アルジネート印象、下顎は個人トレー＋シリコーン印象を最終印象とした

行っているため、人工歯排列の時点で一度にすべてを並べてしまうのではなく、下顎臼歯部にフラットテーブルを設置し、咬合干渉が起こらない状態での咬合位を再度記録し（図48）、完成させた（図49）。

咬合はグループファンクション様式で、反対側最後方臼歯部機能咬頭同士にて下顎頭の運動と調和したバランシングコンタクトを付与し、義歯の安定を図ると同時に、経年的な使用による臼歯部機能咬頭の摩耗を極力抑えるよう排列した（図50）。完成義歯は上下顎とも吸着が安定しており、患者にも顔貌的に本来の顔を取り戻したと、たいへん満足していただけた（図51）。

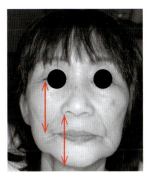

図㊺ この患者にはWillis法で咬合高径は決定できなかった。もう少し咬合挙上が必要である

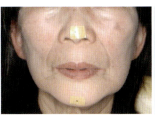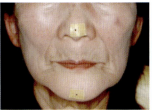

図㊻ [u：][N]の発音、安静位空隙を取り入れた高径位置などをもとに、範囲を絞っていきながら、顔貌を考慮に入れ最終咬合高径を決定した

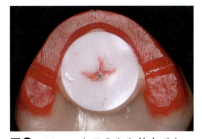

図㊼ アペックスのやや前方であったが、このポイントに収束したため、ここで咬合採得を行った

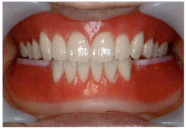

図㊽ 多くの確認事項の他にも、下顎臼歯部はフラットテーブルにし、再度咬合位をチェックした

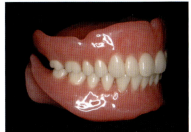

図㊾ 最終総義歯完成

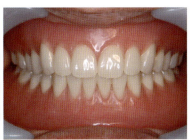

図㊿ 右側方運動時。左側最後臼歯にはバランシングコンタクトを付与

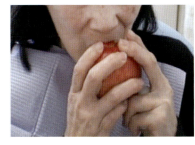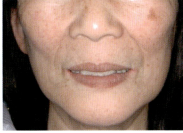

図51 リンゴを丸かじりしても大丈夫であった。自分の顔を取り戻したと喜んでいただいた

まとめ

総義歯は、何も存在しない口腔内に咬合を再建していくという補綴治療の極み的な治療である。術者、歯科技工士、患者、それぞれが協力し、key pointをしっかりと押さえ、顎口腔系に調和がとれた義歯を製作していくことが重要である。

【参考文献】

1) 松本勝利：GDS総義歯の真髄. 医歯薬出版, 東京, 2014.
2) 榎本貞司, 他：歯列の研究（その2）透視座標計による2, 3の計測結果. 口腔病学会雑誌, 26（2）：253-258, 1959.
3) 池田圭介, 他：顆頭安定位の立場からみたタッピング運動による水平的下顎位の検索. 補綴誌, 40：964-971, 1996.
4) 大野公稔：ゴシックアーチ描記法における非言語による描記補助法の検討. 愛知学院大学歯学会誌, 53（1）：1-8, 2015.

第6章 咬合誘導

1 不正咬合の原因除去 "5つの手段"

田代芳之 *Yoshiyuki TASHIRO*
福岡県・田代歯科医院

はじめに

日常臨床では、さまざまな世代の治療を行う。そのなかで、小児の不正咬合に遭遇することがある。従来は経過を観察し、積極的な介入はせず、不正咬合が進行してから矯正専門医を紹介して、治療の長期化・複雑化を招くことがあった。

たとえば、歯周病で考えると、小児期から原因除去療法である歯周基本治療を継続的に行えば、歯肉炎はもとより重篤な歯周病は予防可能で、歯周外科などの侵襲の大きな処置の必要性はなくなる。たとえ、歯周外科処置が必要な場合でも、歯周基本治療を行っていれば、歯周外科処置自体は容易になり、予後も良好になる。早期からの継続的原因除去は、その疾患の発症・重症化（進行）・再発予防に有効である。

それでは不正咬合の原因除去とは、一体どのようなものであろうか。筆者は、①既存型可撤式顎矯正装置装着、②生活習慣の改善、③あいうべ体操、④咀嚼トレーニング、⑤食育が不正咬合の原因除去に繋がるのではないかと考えている。本項では、私見を交えながら、不正咬合の原因除去の手段と症例を報告する。

不正咬合とその原因

不正咬合とは、一般的に顎顔面、歯などが、何らかの原因でその形態と機能に異常を来し、その結果、正常な咬合機能を営み得ない咬合状態の総称をいう。形態的不正咬合と機能的不正咬合がある。不正咬合の原因としては、遺伝的要因、機能的要因（呼吸、嚥下、舌位、咀嚼など）、生活習慣的要因（態癖、姿勢）、炎症性要因（歯周病）、乳歯のう蝕・早期脱落・晩期残存や埋伏歯、食生活（軟食）などがある。

つまり、不正咬合は多因子性と捉えることができる。一般開業医としては、自院で対応可能な要因を早期にみつけ、継続的に改善・除去することが、不正咬合の治療の第一歩であると考えている。また、対応できない場合は、すみやかに専門医、大学病院などと連携をとり、良質な医療を提供することがかかりつけ歯科医として大切である。

5つの手段

当院では、前述①〜⑤の5つの手段を状況に応じ、組み合わせて行っている。最終的には、5つすべてを行うことが理想であると考えている。

1. 既存型可撤式顎矯正装置装着

既存型可撤式顎矯正装置は、TRAINER system、Myobrace、ムーシールド、パナシールド、EFline、マルチファミリーなど多様な種類がある。筆者はそのなかでも適応症の選択がシンプルで、装置装着がMFTにもなる大塚が考案したPREORTHO（プレオルソ）[1〜3]を現在おもに使用している。

この装置の作用として、鼻呼吸のトレーニング、口輪筋の鍛錬、舌位の改善、正常嚥下の獲得、習癖防止、歯牙移動の場の確保、唾液分泌の増加があると考えている。装置装着は、慣れるために1日1時間程度を1週間、覚醒時に装着してもらう。

その後、就寝時にも装着してもらうようにする。就寝時には、装置装着を確実にするため、口テープをしてもらうこともある。

可撤式装置の最大の長所は、清掃性・審美性に優れていることである。さらに矯正力が間歇的なため、歯根吸収を起こすことがほとんどない。しかしながら、装置装着を患者に依存するため、装着しない場合はその効果をまったく発揮しない。

2．生活習慣の改善

頬杖、うつぶせ寝、口唇や舌の異常習癖などの態癖は第2の矯正力であり、通常の矯正力の数倍といわれており、それによって歯が移動してしまうことがある。つまり、日常の生活習慣が不正咬合と密接に関係していることを子どもとその家族に理解してもらう必要がある。その方法として、『顔・からだバランスケア』[4]や『プレオルソトレーニングBOOK』[5]を使用して、子どもとその保護者の行動変容に繋がる気づきを与える指導を行う。

3．あいうべ体操

あいうべ体操[6]とは口の周りの筋肉を鍛えて、舌を適正な位置に戻すことで、口呼吸を鼻呼吸へと矯正する体操のことである。名称のとおり「あー、いー、うー、べー」と発声しながら、口周辺の筋肉と舌を動かす体操で、福岡県の医師・今井一彰が考案した。

口呼吸の改善により、う蝕や歯肉炎の予防・改善、アレルギー疾患の症状改善、インフルエンザの予防など、さまざまな健康効果があるとされている。この体操の長所は、やる気があればどこでも簡単で手軽に行うことが可能である。MFTの一つとして、毎日最低30回行うように指導している。

装置装着が現時点で困難と判断した場合、生活習慣の改善、あいうべ体操、口テープを指導し、装置装着の可能な時期を待機することもある。

4．咀嚼トレーニング

根岸ら[7,8]は混合歯列期において硬性ガム咀嚼トレーニングにより、グラインディングタイプ咀嚼への変化・誘導、咬合力と口唇閉鎖力の増加、上下第1大臼歯植立に影響を与え、歯列幅径の増加を報告している。

その論文のなかで、『児童と保護者に、左右咀嚼側の偏りが均等化するよう「右側で10回噛んだ後、左側で10回噛む」ことと、さらに口腔周囲筋の活動を促し、口唇閉鎖力が向上するよう「口唇を閉じて噛む」ことを咀嚼トレーニング開始前に指導し、1日2回朝夕食後の10分間の咀嚼トレーニングを1ヵ月間行った。なお、咀嚼トレーニングを行っている児童に対し、2週間後に1度来院してもらい、指示の理解度、達成度の確認を行った。』としている。

この方法に準じて、チェアーサイドでガムを使用して練習し、毎回の食事で可能なかぎりこの咀嚼をしてもらうように指導している。

5．食育

食育とは、国民一人ひとりが、生涯を通じた健全な食生活の実現、食文化の継承、健康の確保等を図れるよう、自らの食について考える習慣や食に関するさまざまな知識と食を選択する判断力を楽しく身につけるための学習などの取り組みのことである。2005年に成立した食育基本法においては、生きるための基本的な知識であり、知育、徳育、体育の基礎となるべきものと位置づけられている。

「食育」という言葉は、明治時代の福井県出身の医師・薬剤師である石塚左玄が唱えた。さらに、日本歯科医学専門学校（現日本歯科大学）の創始者である中原市五郎は、「日本食養道」で食育による予防歯科医療の知識の必要性を述べている。

食の5原則として、①旬の食、②適応食、③全体食、④風土食、⑤伝統食を大切にすることや砂糖の害について指導する[9]。医食同源という言葉があるように食事は健康の基本であるが、現代の日本では理想的な食事は困難である。

症例1　プレオルソタイプⅠ

　10歳、男児。最近前歯が出てきて唇が乾くことを主訴に来院。口唇閉鎖不全があり、上顎前歯が唇側に傾斜、下顎が左側に偏位していた。上顎歯列弓がⅤ字型であった。生活習慣の改善・あいうべ体操を指導し、プレオルソタイプⅠを装着した。

　初診より1年4ヵ月経過した時点では、上顎前歯の唇側傾斜と下顎の変位は改善し、上顎歯列弓がＵ字型に変化していた（図1、2）。

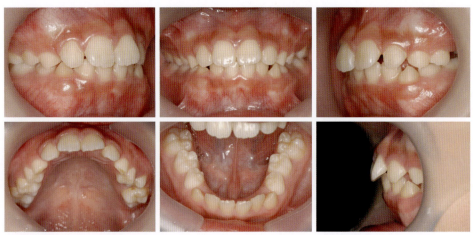

図❶　2014年3月15日。10歳5ヵ月

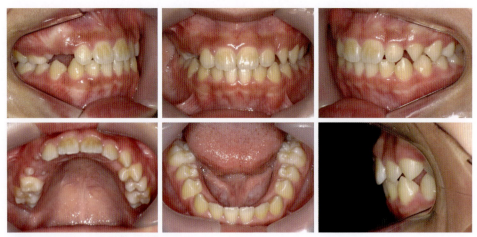

図❷　2015年7月29日。11歳9ヵ月

症例2　プレオルソタイプⅠ

　7歳、男児。下の前歯がガタガタになってきたことを主訴に来院。下顎前歯に叢生が認められ、下唇を吸う癖があった。生活習慣の改善・あいうべ体操を指導し、咀嚼トレーニングを定期的に行った。プレオルソタイプⅠを装着した。

　初診より2年9ヵ月経過した時点では、下顎前歯の叢生は改善していた。下唇を噛む癖もほとんどみられなくなった。しかしながら、肥満傾向のため、食事指導を行っているが、お菓子をやめられず、対応に苦慮している（図3、4）。

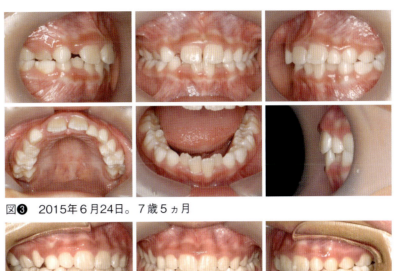

図❸　2015年6月24日。7歳5ヵ月

図❹　2018年3月16日。10歳1ヵ月

症例3　プレオルソタイプⅡ

　7歳、女児。うどんが噛みきれないことを主訴に来院。前歯部に開咬と舌突出癖が認められた。生活習慣の改善・あいうべ体操を指導し、咀嚼トレーニングを定期的に行った。

　初診より2年経過した時点では、開咬は改善し、うどんも噛みきれるようになった。今後、舌突出癖の再発に注意が必要である（図5、6）。

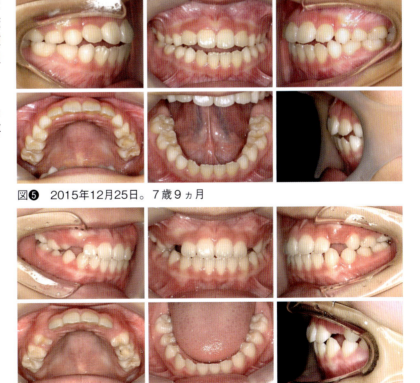

図❺　2015年12月25日。7歳9ヵ月

図❻　2017年12月25日。9歳9ヵ月

症例4 プレオルソタイプⅢ

　6歳、男児。他社の既存型可撤式顎矯正装置を1年半装着するが、反対咬合が改善しないことを主訴に来院。父親が反対咬合であった。装置には圧痕があり、真面目に装着していることが読み取れた。プレオルソタイプⅢを装着した。装着後、約1ヵ月で被蓋が改善した。

　被蓋改善後約2ヵ月間、後戻り防止のため装置を使用してもらった。その間、生活習慣の改善・あいうべ体操を指導した。初診より4年5ヵ月後の時点で、被蓋は改善したままであった。今後も定期的観察が必要である（図7～10）。

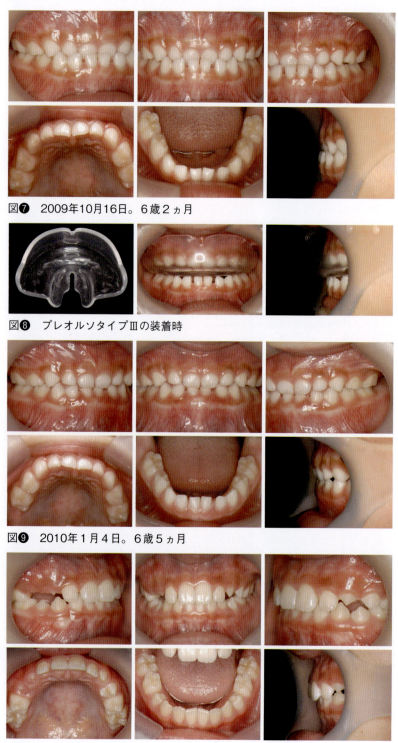

図❼　2009年10月16日。6歳2ヵ月

図❽　プレオルソタイプⅢの装着時

図❾　2010年1月4日。6歳5ヵ月

図❿　2014年3月15日。10歳7ヵ月（初診より4年5ヵ月）

症例5　プレオルソタイプⅢ

6歳、男児。前歯の噛み合わせがおかしいことを主訴に来院。1|が交叉咬合であった。プレオルソタイプⅢのみの装着を行った。4週間後、交叉咬合は改善していた。転居のため、この後の経過は不明である（図11、12）。

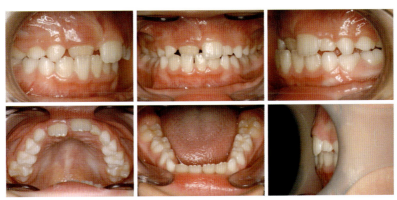

図⓫　2012年9月3日。6歳9ヵ月

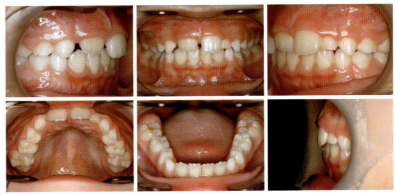

図⓬　2012年9月26日。6歳9ヵ月

 まとめ

本項で紹介した方法は、子どもの自律性や自発性を必要とする。そのため、対話を積み重ねながら、信頼関係の構築とやる気を起こさせることが必須である。なかなか結果がみえてこない場合でも努力したことを評価し、わずかな変化を見逃さないことが大切である。

また、良好な結果が出なかったり、矯正専門医に紹介する可能性についても、事前に十分説明してから治療を進めることが、トラブルの防止に繋がる。今後、かかりつけ歯科医として不正咬合の芽を早く摘み、子どもたちの健やかな成長・発育に少しでも貢献していきたい。

最後に、歯科医師として生みの親である東京歯科大学と小児臨床の魅力を教えていただいた同大学先輩の大塚 淳先生に深謝いたします。

【参考文献】
1) 大塚 淳（監著）：プレオルソで治す歯ならび＆口呼吸．クインテッセンス出版，東京，2017．
2) フォレスト・ワン：プレオルソ 臨床家のための矯正YEAR BOOK2015．クインテッセンス出版，東京，2015：181-184．
3) 大塚 淳，田代芳之：「プレオルソ」こども歯並び矯正法について．臨床家のための矯正 YEAR BOOK2015．クインテッセンス出版，東京，2015：185-192．
4) 筒井照子：顔・からだ・バランスケア．医歯薬出版，東京，2010．
5) 安藤真理恵，山下令梨乃，考案・監修：プレオルソトレーニングBOOK．
6) 今井一彰：免疫を高めて病気を治す口の体操「あいうべ」：マキノ出版，東京，2008．
7) 根岸慎一，他：硬性ガム咀嚼トレーニングが混合歯列期児童の咀嚼能力に及ぼす影響．Orthod Waves-Jpn Ed, 67(3)：132-138，2008．
8) 根岸慎一，他：硬性ガム咀嚼トレーニングが混合歯列期児童の咀嚼運動および第一大臼歯植立に与える影響．Orthod Waves-Jpn Ed, 69(3)：156-162，2010．
9) 国際食育士協会：歯科食育士 ベーシック・アドバンス．

第6章 咬合誘導

2 拡大装置を用いた小児の咬合誘導

津覇雄三 *Yuzo TSUHA*
福岡県・つは歯科医院

当院における第一期治療

図1に、当院の患者の年齢別分布グラフを示す。当院の特徴として、周囲に学校が多いことが挙げられる。そのため、来院する患者の半数以上が30代以下であり、若い主婦が小さな子どもを連れて家族ぐるみで来院されるケースが多い。したがって、幼少期から歯並びやう蝕を気にする小児患者が多く来院する。

このような患者層のため、小児から口腔内を管理し、長期管理できる口腔内の環境をつくることが筆者の使命と考え、当院ではできるかぎり早期に歯列不正をみつけて改善するために、咬合誘導を積極的に行っている。

当院での矯正治療は、小児の咬合誘導を主たる目的とした第一期治療と全顎的な第二期治療に分けられる。成人矯正の場合は、第二期治療からのスタートとなる。小児の咬合への介入は、第1大臼歯、上下顎切歯が萌出した時期に第一期治療を行っている。

治療介入時の診断基準を図2に示す。前後的被蓋関係のズレは、そのままでは上顎骨の劣成長、下顎骨の突出を招くことが危惧される。また、この時期における正中のズレや叢生、捻転は自然に治ることはなく、さらなる歯列の悪化を招き、顎関節の異常を引き起こす場合もある。したがって、早期に歯列に関与し、改善していくことは、有効な処置であるといえる。

本項では、当院で行っている小児期における第一期治療を詳しく説明していく。

第一期治療の有効性

早期に不正咬合を改善するメリットとして、その後の不正咬合を予防できることが挙げられる。

図3は9歳の男児で、2̄が曲がって生えてきたことを主訴に来院した。上下顎に拡大装置を入れて、歯列弓を拡大し、2×4にて前歯部の被蓋関係や叢生を改善した。第一期治療終了後も管理しているが、現在までの9年間、極端な歯列不正はなく、安定した状態を維持している。

しかし、すべてが第一期治療で終わるわけではない。第一期治療を行ったすべての患者に第二期治療の必要性を説明し、定期的に経過観察を行いながら、全顎矯正に対応できるようにしている。

図4の重度の叢生の患者は、第一期治療で歯列拡大後、第二期治療で全顎にブラケットを装着し、全体的な叢生を改善した。治療期間が長くなるが、

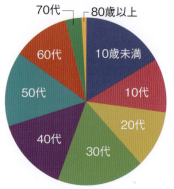

図❶ 当院の患者における年齢別分布。高齢者が少なく、30代が一番多い。また、子どもと大学生が比較的多い

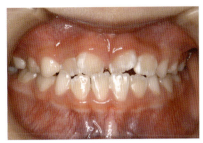
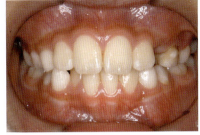
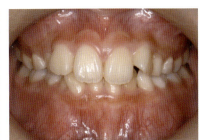

a：前後的被蓋関係　　　　　　　b：正中のズレ　　　　　　　　　c：叢生、捻転

図❷　当院の咬合治療介入時の診断基準

第一期治療のみで経過観察を行っている症例

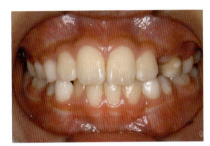
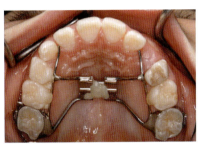
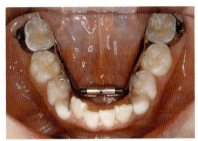

a：初診時の口腔内写真　　　　　b：上顎スケルトンタイプ急速拡大装置　　c：下顎スケルトンタイプ拡大装置

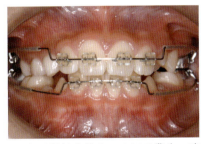
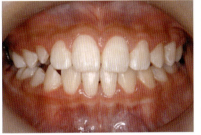
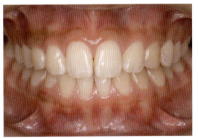

d：上下顎拡大後2×4にて叢生、咬　　e：動的治療終了後の口腔内写真　　f：18歳。咬合関係はほぼ正常な状態
合の改善を行った　　　　　　　　　　　　　　　　　　　　　　　　　　で安定している

図❸　9歳時に前歯部の叢生を主訴に来院。第一期治療を行った。18歳までほぼ問題なく経過している

第一期治療で拡大処置を行うことで、抜歯矯正のリスクは確実に軽減できることも、早期に矯正を行うメリットといえる。

 拡大方法ならびに使用する装置

拡大方法には、緩徐な拡大装置を用いた slow expansion と急速拡大装置を用いた rapid expansion がある。緩徐な拡大装置としては、クワドヘリックス拡大装置やペンデュラムなど床タイプや補助弾線を付与したものなどがある。当院では、成人矯正におけるスペース確保においても、必要に応じて拡大装置を使用している（図5）。

成長期における上顎の拡大は、正中口蓋縫合を離開させ、上顎骨自体の側方拡大を期待して行うため、当院では急速拡大装置を使用している。短期間で拡大できる利点がある（図6）。成長期に合わせた拡大処置を行うことで、離開した間に新生骨の添加が起こるため、後戻りも少なく、大幅な拡大ができる。

 術式

術式は、拡大装置で歯列弓の拡大を行う時期と、

第二期治療に移行し、動的治療を終了した症例

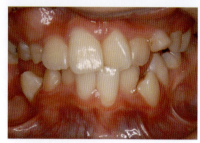
a：初診時口腔内写真

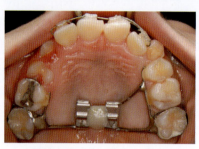
b：上顎拡大終了後、叢生が重度であるため、全顎矯正に移行した

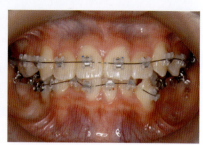
c：レベリング時

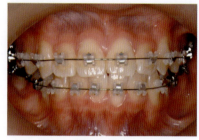
d：トルクの確立を行いディテイリングを行った

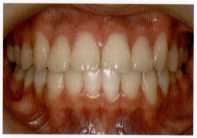
e：動的治療終了時

図❹　11歳、女児。上顎拡大後に全顎矯正に移行した。重度の叢生ではあったが、拡大処置を行うことで、非抜歯で動的矯正治療を終了した

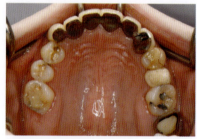
a：初診時上顎咬合面観。スペース不足で無理な補綴治療が行われている

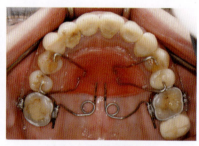
b：ペンデュラム装置装着時

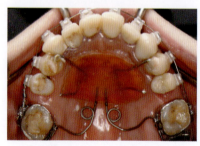
c：その後のスペースロスを考えながら上顎第1大臼歯の遠心移動を行った

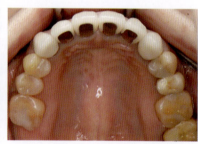
d：動的治療後、最終補綴物装着時

図❺　ペンデュラムを用いた矯正治療。29歳、女性。6|を遠心移動させ、前歯部のスペース確保を行い、前歯部の叢生を改善させた

2×4を用いた叢生、被蓋関係の改善を行っていく時期で、大きく2つに分かれる。

まず、拡大装置にて短期間でできるだけ大きくスペースを確保し、その後、必ず2×4にて微調整しながら、第1大臼歯と前歯部の咬合関係を整えていく。

拡大装置での歯列弓の拡大

第1大臼歯のサイズに合わせてバンドを試適して印象採得を行い、取り込んだ状態で作業模型を

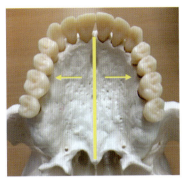

図❻ 上顎骨の拡大。正中口蓋縫合を離開させることにより離開させた部分に新生骨が添加する

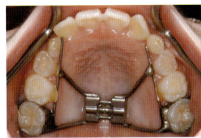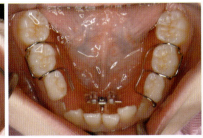

図❼ 左：上顎スケルトンタイプの急速拡大装置。右：下顎床タイプの拡大装置

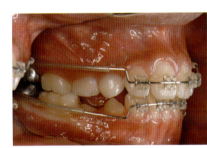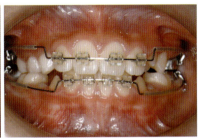

図❽ 左：2×4の側方面観。右：2×4の正面観

作製する。作業模型上で蠟着を行い、装置を作製する。

　当院ではグラスアイオノマーセメントで再装着し、自宅で専用の器具を使って中央のスクリューを回してもらう。回転の目安は、上顎においては1日1/4回転で約0.2mm、約1ヵ月で6mmの拡大が行われる。1～3ヵ月ほど拡大を行い、スクリューを固定し、約6ヵ月間保定を行う。

　下顎においては、上顎のように正中口蓋縫合がないため拡大しにくいが、当院では患者の違和感を考え、ほとんどの症例において床タイプの拡大装置を装着し、スクリューを4日ごとに1/4回転させて拡大を行っている。また、保定にはリンガルアーチにて固定し、その後、上下顎の2×4を行い、咬合関係を揃えていく（図7）。

2×4を用いた叢生と被蓋関係の改善

　拡大終了後は、2×4による咬合調整を必ず行う。その際、ユーティリティーワイヤーでの調整が重要となるため、ワイヤーベンディングと矯正の知識が少し必要となる。叢生の改善だけでなく、バイトを深くしたり、浅くしたりするには、ボックスフォームの調整を行う。

　また、シンチバックやティップバックベンドを行うことで、前歯部の唇舌的傾斜を歯体移動で是正していく（図8）。

症例

　患者は、9歳の女児。永久歯がガタガタに生えてきたという主訴で来院された。図9に初診時の口腔内写真およびセファロ写真、顔貌写真を示す。上顎前歯部のスペース不足による重度の叢生が診られる。咬合は、切端咬合、セファロ写真から上顎の劣成長によるclass Ⅲと診断し、上顎拡大とともにフェイシャルマスクを使用しながら、上顎の前方牽引を行う。

　まず、上顎をスケルトンタイプの拡大装置にて拡大した（図10a）。スペース確保ができた段階で、フェイシャルマスクによる前方牽引を行った。その際、上顎第1大臼歯の近心移動を防ぐため、ナンスのホールディングアーチを装着し、上顎を牽引した（図10b）。

> 症例

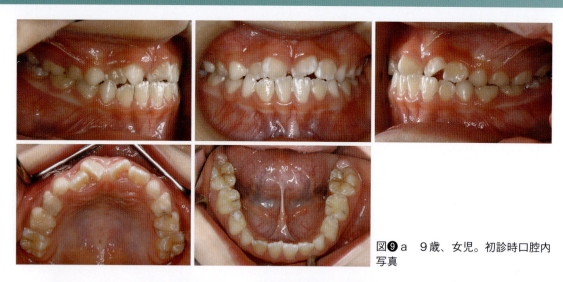

図❾a　9歳、女児。初診時口腔内写真

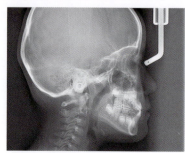

図❾b　初診時セファロ写真

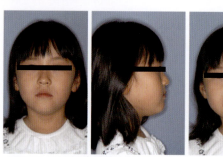

図❾c　初診時顔貌写真

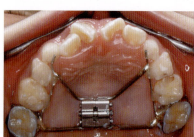

図❿a　上顎スケルトンタイプ拡大装置の装着時（左）と拡大終了時（右）

上下被蓋関係が変わったところでレベリングを行いながら、2×4にて咬合関係を整えた。図11に動的治療終了後の口腔内写真およびセファロ写真、顔貌写真を示す。現在のところ、小臼歯の萌出スペースも確保でき、順調に萌出している。また、セファロ写真を見ても、上顎が十分に前方牽引されているのがわかる。

予後の患者管理の重要性

小児の咬合誘導は患者のニーズも多く、患者の将来の歯の保存、ひいては快適な生活を送るうえで、われわれ歯科医師の貢献度は大きいといえる。しかし、咬合誘導の第一期治療で終了するのではなく、第2大臼歯、第3大臼歯が萌出してくる過程で、早急な対応も必要となってくる。したがっ

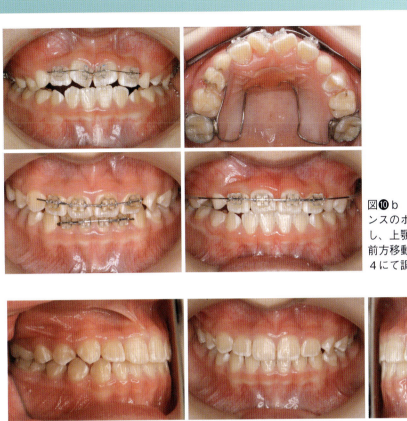

図⓾b　レベリングを行いながらナンスのホールディングアーチを装着し、上顎に牽引していった。上顎が前方移動した段階で上顎前歯を2×4にて調整した

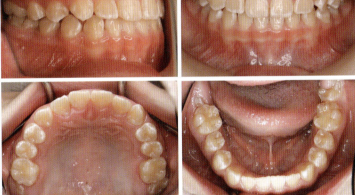

図⓫a　現在の状態（11歳）。小臼歯の萌出スペースができ現在の段階では比較的順調な咬合状態であるといえる

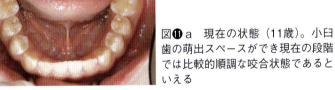

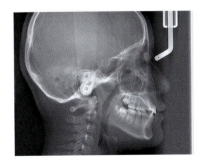　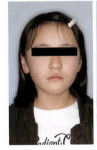　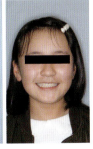

図⓫b　動的治療終了時セファロ写真　　図⓫c　動的治療終了時顔貌写真

て、最も重要なのは成人になって咬合が安定するまでの長期間をホームデンティストとして管理していくことであり、それがわれわれ一般開業医の使命だといえるだろう。

【参考文献】
1）北園俊司：「無理しない」「無駄にしない」矯正治療13の視点と実践例．クインテッセンス出版，東京，2017．
2）須貝昭弘：ホームドクターによる子どもたちを健全歯列に導くためのコツ．クインテッセンス出版，東京，2015．

2　拡大装置を用いた小児の咬合誘導

第7章 インプラント・口腔外科

1 下顎臼歯部欠損症例
臨床でよくある水平性骨吸収への対応

田中憲一 *Kenichi TANAKA*
福岡県・田中歯科医院

はじめに

時折、下顎臼歯部の欠損が補綴処置されずに放置されている症例に遭遇する。そのような症例においては、歯槽骨の吸収による骨幅の減少や、場合によっては対合歯を含む周囲の歯に移動が生じてしまうことがある。同部位にインプラント補綴を行う場合、狭い骨幅に対しては、GBR（Guided Bone Regeneration：図1）が必要となり、加えて補綴スペースを確保するための処置を検討しなければならない。

GBR

インプラント治療の大きな目的（得られるべき結果）として、治療計画の際に、咀嚼機能の回復、咬合支持の獲得、残存天然歯の負担軽減、審美性の回復、装着時の快適さ、メインテナンスしやすい環境／リトリバビリティ、などを考える必要がある。たとえば、前述のような欠損状態に陥った症例に対して、これらの目的を完全に満たす結果を得ることは容易でない。

しかし、可及的に目的を達成すべく治療方法を考えていくと、補綴主導型のインプラント治療が重要となる。この方法のポイントは、天然歯と調和のとれた補綴装置をインプラントに装着するために、3次元的に正しい位置にインプラントを埋入することである。多くの症例では、埋入部位の水平的・垂直的骨量不足から、骨造成が必要となる。骨造成を行う手法としてはいくつかあるが、われわれ臨床家が実践しやすい手技がGBRで、その予知性の高さも報告されている[1〜6]。

GBRでは、「遮断膜を用いて骨欠損部への線維組織の侵入を遮断し、隣接する骨髄腔の細胞を欠損部に侵入分化させ、骨形成が可能な環境を作ることが目的である。骨再生のスペースを確保し、より早く骨組織を再生させるため、骨と遮断膜の間に自家骨や骨移植材などを添加する骨造成法である」（公益社団法人日本口腔インプラント学会　口腔インプラント治療指針2012より）

この骨造成を成功させるためには、4つの要件（PASS principle）、すなわち一次創閉鎖へ導くこと（primary wound closure）、脈管形成の確保（angiogenesis）、骨再生のスペース確保（space creation）、骨再生の場の安定性確保（wound stability）を達成せねばならない[7]。

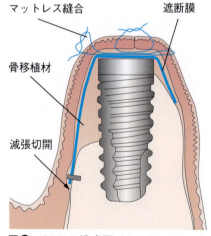

図❶ GBRの模式図（公益社団法人日本口腔インプラント学会　口腔インプラント治療指針2012より引用改変）

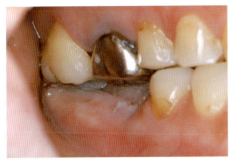

図❷ 初診時の右側臼歯部側方面観。上顎大臼歯が挺出し下顎大臼歯部歯肉とのスペースが不足していることが確認できる

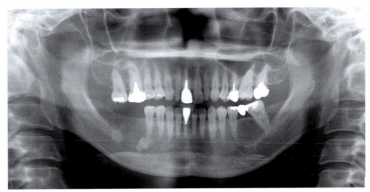

図❸ 初診時のパノラマX線写真。欠損部の既存骨の高さは隣在歯周囲の骨の高さに近い位置を維持していることが確認できる

骨移植材（異種骨、採取可能な場合は自家骨を併用）

骨移植材として自家骨は有効であるが、採取量に限界がある（採取方法は、ドリリング時の削片、術野周囲の皮質骨や下顎枝の皮質骨から、スクレーパーやボーンチゼルを用いて採取する）ことに加えて、比較的早期に吸収が起こる傾向にある。そこで、異種骨を主として自家骨と混合し、骨移植材として使用している。

遮断膜

遮断膜には、吸収性と非吸収性の2種類がある。非吸収性膜は、非生体由来の材料で遮断膜としての機能性に優れ、骨面への固定が可能であり、チタンフレーム入りのものはスペース確保に有効である。しかし、必ず除去しなければならず、付形などの操作性も悪い。術後に裂開を生じた場合は、早期の撤去が必要となるため、慎重な選択と適切な操作が必要である。吸収性膜は、操作性に優れており、撤去の必要はないが、スペース確保の点で非吸収性膜に劣る。

以上より、筆者は複数歯エリアや骨造成量が多い場合、チタン補強入りの非吸収性膜を選択することが多い。

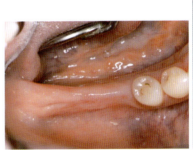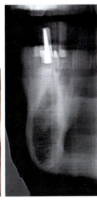

図❹ 初診時、下顎右側臼歯部咬合面観（左）と同部位のパノラマ断層X線写真。7 6 部顎堤は著しく萎縮し、ナイフエッジ状を呈していることが確認できる

症例

1. 患者概要

患者は43歳の女性で、2008年4月、右下奥の咀嚼障害を主訴にインプラントによる補綴治療を希望して来院された。7 6 は10年以上前にう蝕が原因で抜歯されており、その後は欠損補綴処置を受けずに経過しているとのことである。全身疾患等の特記事項はない。

2. 問題点（補綴スペースと骨幅の不足）

初診時の口腔内初見より7 6 は欠損、7 6 は挺出し、下顎大臼歯部の補綴スペースは不十分であった（図2）。初診時のパノラマX線写真（図3）より、欠損部の既存骨にはある程度の高さが認められたが、下顎右側臼歯部咬合面観およびパノラマ断層X線写真（図4）より、著しく萎縮

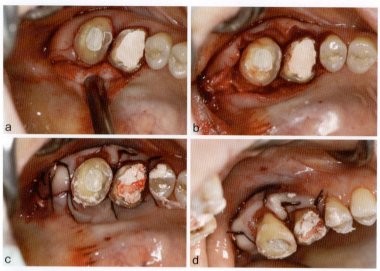

図❺ 7|遠心部にはディスタルウェッジ（a、b）を用いて、7 6|全周に全層弁を形成して歯肉弁根尖側移動術を行い（c、d）、歯肉ラインを根尖側へ移動した

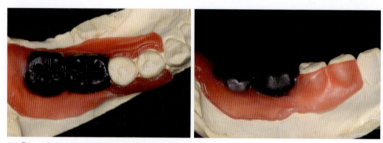

図❻ 診査のための模型上でのワックスアップ。咬合面観（左）、側方面観（右）。隣在歯との歯肉ラインの高さや、補綴主導のインプラント埋入ポジションに対する顎堤の幅の不足量をチェックする

した幅の狭い顎堤が認められる。

3．問題点への対応と治療経過

対合歯の挺出に伴い、補綴スペースが不足している場合の対応として、以下の方法が考えられる。
①補綴処置のみで対応する方法
②歯周外科を行い、歯肉ラインの位置を調整した後に補綴処置を行う方法
③天然歯に対してLOTを行う方法
④インプラントの埋入深度を深くする方法

症例によっては、複合的な対応が必要となる場合もあるが、なかでもLOTによる圧下を行うことで状況が大きく改善され、天然歯の温存に有効である。本症例においても、圧下ののちに歯周外科、補綴修復が有効であると考えたが、LOTへの患者の同意が得られず、抜髄処置後に歯周外科による歯肉ラインの位置調整、補綴修復を行うこととした（図5）。

幅の狭い顎堤に対しては、水平的な骨造成を行う必要がある。術前のパノラマX線写真や診査のためのワックスアップにより（図6）、既存骨頂付近で水平に5.0mm以上の骨造成が必要と判断した。

ここで、インプラントの埋入と同時にGBRを行うか否かは、骨吸収の度合いにもよるが、補綴

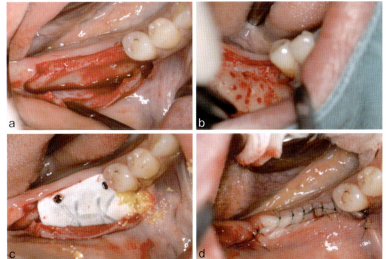

図❼ 全層弁翻転時の咬合面観（a）。ナイフエッジ状に吸収した骨が確認できる。骨髄由来の細胞を誘導するため、皮質骨にデコルチケーションを行った（b）。チタン補強入りの非吸収性膜を固定用のスクリューピン2本で骨頂部に固定している（c）。縫合時の咬合面観（d）

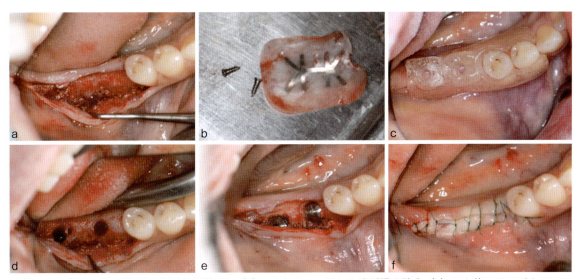

図❽ GBR後6ヵ月経過時、全層弁を翻転し（a）、スクリューピンと遮断膜を除去（b）した後、サージカルステント（c）を用いて、インプラント窩を形成（d）。インプラントを埋入後（e）、単純縫合にて弁を閉鎖した（f）

主導の埋入ポジションに的確なドリリングができるかどうか、加えて十分な初期固定が得られるかどうかも加味して判断している。

本症例においては、頬側の水平性骨吸収が骨頂部より7〜8mmの深さまで認められた。術式と埋入のタイミングは、チタン補強入りの非吸収性膜と異種骨を用いてGBRを行った後に（図7）、インプラントを埋入する計画を立てた。フィクスチャーは、直径5.0mm、長さ11.0mmでプラットフォームスイッチングタイプを選択し、骨縁下約1.0mmに埋入することとした。

その理由として、初期固定はある程度得られるが、ドリリング時にインプラント窩が頬側へずれる可能性と、それに伴うフィクスチャーの頬側骨からの裂開量増加の回避を優先した。

GBRから6ヵ月後、遮断膜とスクリューを除去後、サージカルステントを用いてインプラント窩を形成し、フィクスチャーを埋入した（図8）。

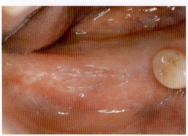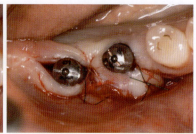

図❾ インプラント埋入後4ヵ月経過時の咬合面観(左)とFGG直後の咬合面観(右)

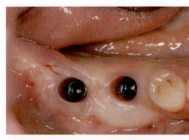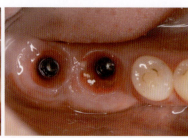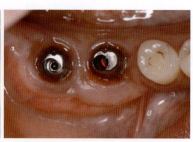

図❿ FGGから2ヵ月後の咬合面観(左)より、十分な顎堤の幅が確認できる。歯肉貫通部の形態が付与されている(中)。チタンのカスタムアバットメントが装着された状態で、頬側に十分な角化歯肉が確認できる(右)

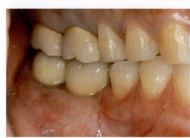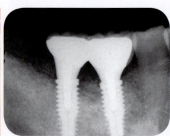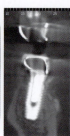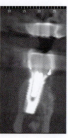

図⓫ 最終補綴装置装着時の側方面観(左)より、上下顎とも補綴装置と隣在歯の歯頸ラインは調和しており、十分な補綴スペースが確保されている。術後のデンタルX線写真(中)、CT像(右)よりインプラント周囲の骨の高さと幅が確保されていることが確認できる

GBRによって造成された部分の骨様組織は、既存の皮質骨に比べると軟らかいため、ドリリングの際は頬側へずれないよう十分に注意する必要がある。

その後、4ヵ月の免荷期間を経て、二次手術の際に角化歯肉が不足していた6⏌の頬側にのみFGG(free gingival graft)を行った(図9)。FGGから約2ヵ月後、軟組織の十分な治癒を確認してから、プロビジョナルレストレーションを用いて、歯肉貫通部の形態付与を行い、その形態に基づいたチタン製のカスタムアバットメントを装着後(図10)、補綴装置(連結メタルボンドクラウン)を装着した(図11)。

インプラント補綴のためのスペースが十分に確保され、隣在天然歯との歯頸ラインも調和がとれて、清掃しやすい環境へと導くことができたと評価し、メインテナンスへと移行した。

補綴装置装着から約7年経過経過時のX線所

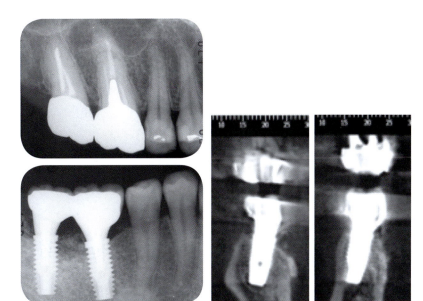

図⓬ 補綴装置装着から約7年経過時の右側臼歯部上下デンタルX線写真（左）ならびに7｜（中）、6｜（右）のCT像。インプラント周囲の造成骨は安定したX線像を呈している

見より、インプラント周囲の骨が安定した像を呈していると判断できる（図12）。

 まとめ

臼歯部に高度な審美性が必要かどうかを考える前に、治療により得られた結果（機能）を長期に安定させるため、必要なゴールを設定してから、治療計画を立てることが重要であると考える。

そのためには、補綴主導型によるプランニングに有益な要素が含まれていることが多い。反面、骨吸収や対合歯の挺出などで不利益となる状況があれば、それらを改善しなければ補綴主導型の治療へ導くことはできない。そのため、本症例で紹介したような処置が治療オプションとして求められ、予後を見据えたうえで重要なポイントとなる。

【参考文献】

1) Zitzman NU, Schärer P, Marinello CP, Schüpbach P, Berglundh T. Alveolar ridge augmentation with Bio-Oss: A histologic study in humans. Int J Periodontics Restorative Dent, 21 : 288-295, 2001.
2) Zitzmann NU, Reteitschak-Plüss E, Marinello CP : Treatment of angular bone defects with a composite bone grafting material in combination with a collagen membrane. J Periodontol ,74 : 687-694, 2003.
3) Proussaefs P, Lozada J : The use of resorbable collagen membrane in conjunction with autogenous bone graft and inorganic bovine mineral for buccal/labial alveolar ridge augmentation : A pilot study. J Prosthet Dent, 90 : 530-538, 2003.
4) Norton MR, Odell EW, Thompson ID, Cook RJ : Efficacy of bovin bone mineral for alveolar augmentation : A human histologic study. Clin Oral implants Res, 14 : 775-783, 2003.
5) De Boever AL, De Boever JA : Guided bone regeneration around non-submerged implants in narrow alveolar ridges : A prospective long-term clinical study. Clin Oral Implants Res ,16 : 549-556, 2005.
6) Canullo L, Trisi P, Simion M : Vertical ridge augmentation around implants using e-PTFE titanium-reinforced membrane and desproteinized bovine bone mineral (Bio-oss) : A case report. Int J Prosthodontics Restorative Dent, 26 : 355-361, 2006.
7) Wang HL, Boyapati L : "PASS" principles for predictable bone regeneration. Implant Dent,15 : 8 -17, 2006.

第7章 インプラント・口腔外科

2 天然歯を模倣した形態の臼歯部インプラント修復治療の勘どころ

白土 徹 Toru SHIRATSUCHI
福岡県・白土歯科医院

 はじめに

　臼歯部におけるインプラント治療は、従来から機能性と清掃性を重視して行われていたが、現在では「自分の歯と同じようによく噛める」という機能性だけでなく、見た目もきれいで天然歯のような形態を希望される患者も少なくない。

　1990年代は、図1aのように下部鼓形空隙を大きく開けたデザインが主流であったが、この患者は食事のたびに食物が詰まり、舌感も悪いという不満を訴えて来院された。

　図1bは別のケースで、筆者が施術した7 6 のインプラント治療である。隣在する 5 天然歯とも調和のとれた良好な歯冠形態を付与しており、歯周組織との調和もとれている。患者には、「まるで自分の歯のようだ」とたいへん満足していただけた。

　では、天然歯のようなインプラント補綴装置を作製し、患者に満足してもらうためには、どのようなマネジメントを行わなければならないのだろうか。

 天然歯形態を模倣した形態のインプラント修復治療を行うには

　この目的を達成するための3つのポイントは、①インプラントの埋入深度、②硬組織、軟組織のマネジメント、③プロビジョナルレストレーションによるティッシュスカルプティングである。以下に筆者が実際に行っている治療のステップを説明する。

 治療のステップ

1．欠損部顎堤の診査・診断

　口腔内写真やスタディモデルを用いて、欠損部顎堤の診査を行う。インプラント埋入に十分な顎堤の幅と高さがあればよいが、水平的、垂直的に顎堤が吸収している場合は、骨増生などの処置が必要になる（図2a、b）。

　また、一見顎堤の幅がありそうなケースでも、

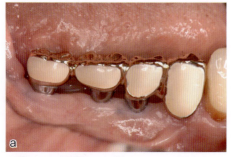
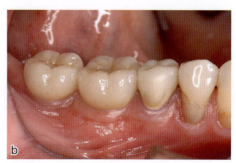

図❶　aは清掃性には優れるが、天然歯とはほど遠い形態である。bは周囲組織と調和し天然歯に近似した歯冠形態である

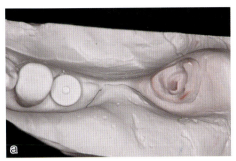
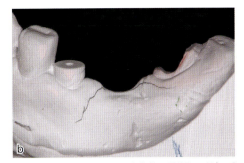

図❷ a、b　スタディモデルを用いた診査・診断。このケースでは水平的、垂直的に顎堤の吸収が認められる

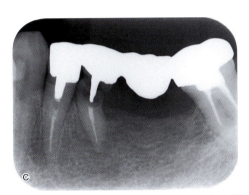
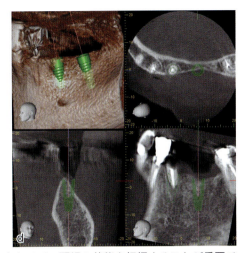

図❷ c、d　デンタルX線写真やCT画像と照らし合わせて、顎堤の状態を把握することが重要である

CT画像では軟組織が厚いだけで骨幅がなかったりすることもあるので、X線画像診断と照らし合わせることも必須である(**図2c、d**)。模型上でワックスアップによって顎堤の形態を改善し、最終補綴装置の歯冠形態を再現することで、おおまかな骨増生の必要量やインプラント埋入位置の確認などがシミュレーション可能である。

2. 軟組織の診査・診断

欠損部顎堤が萎縮している場合は、多くのケースで可動粘膜が歯槽頂付近まで接しており、付着した角化歯肉が不足していることが多い。しかもとくに下顎の場合には軟組織が薄いケースも多く、インプラント周囲には十分な厚みを有した角化歯肉が必要であるため、このような場合、二次手術時に遊離歯肉移植や結合組織移植などの軟組織のマネジメントが必要になる（**図3**）。

3. インプラント埋入手術

1）フィクスチャー埋入位置の設定

適切な歯冠形態を作製するためには、インプラント体の近遠心的な埋入位置が重要である。前歯部のケースほどシビアではないが、臼歯部においても目的とする歯冠幅径の中心に埋入することが重要である。そのためには、最終歯冠形態を模型上でワックスアップして作製したサージカルステントや、CTデータをもとにシミュレーションソフトで設計したサージカルガイドを使用すること

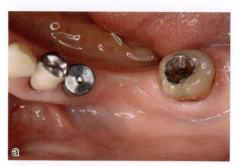
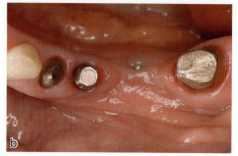

図❸　萎縮した顎堤では角化歯肉がほとんどなく（a）、骨増生を行った後はさらに歯槽頂付近まで可動粘膜が接している（b）

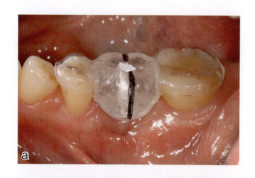
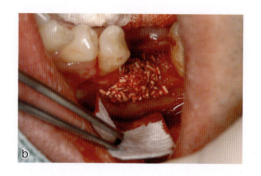
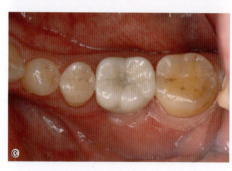

図❹a～c　診断用ワックスアップから作製したサージカルステントの使用によって、適正な位置へインプラントを埋入可能である。その結果最終補綴装置のスクリューホールが咬合面の中心に設定されている

が重要である（図4）。

2）埋入深度の設定

埋入部位の歯肉の厚みを考慮しなければならないが、埋入位置が浅いと適切なカントゥアを付与することが難しい（図5）。

4．二次手術と軟組織のマネジメント

インプラント埋入部位に角化した付着歯肉がない場合は、二次手術時に遊離歯肉移植や結合組織移植を行い、歯周組織の環境を改善する必要がある（図6）。

5．プロビジョナルレストレーションによるティッシュスカルプティング

二次手術後に歯周組織の治癒を待って、プロビジョナルレストレーションの作製を行う。装着時には浸潤麻酔下で少しずつ圧接していき、周囲歯肉に生じる貧血帯の消失を確認しながら、スクリューを徐々に締結する。この操作のため、プロビジョナルレストレーションは、スクリュー固定式にすることが重要である（図7）。

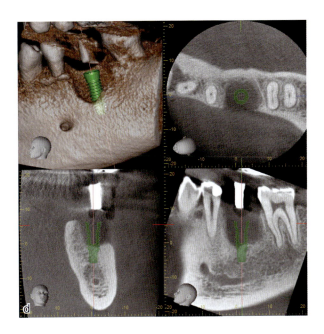

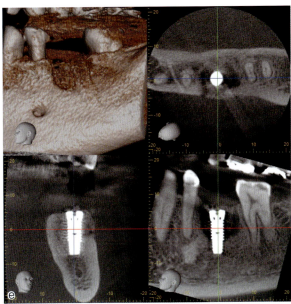

図❹d、e 術前・術後のCT画像の比較において計画どおりのインプラント埋入と骨増生がなされている

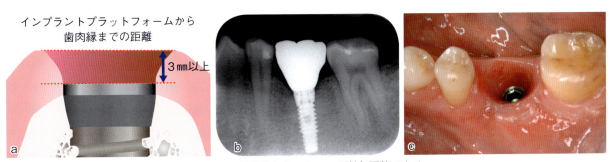

図❺a〜c 埋入深度を適切に設定することで理想的なカントゥアが付与可能である

2　天然歯を模倣した形態の臼歯部インプラント修復治療の勘どころ　103

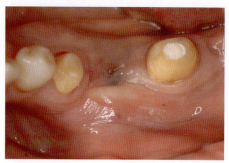

図❻a 骨増生とインプラント埋入後で、頰側に角化歯肉が不足している

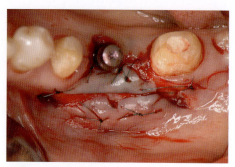

図❻b 遊離歯肉移植と口腔前庭拡張術を行った

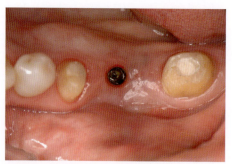

図❻c 術後1ヵ月。角化歯肉が増大している

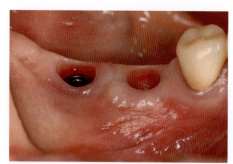

図❼a プロビジョナルレストレーション装着前

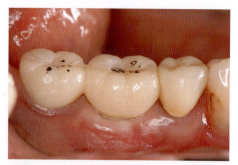

図❼b スクリュー固定式のプロビジョナルレストレーションを徐々に圧接し、周囲組織になじませる

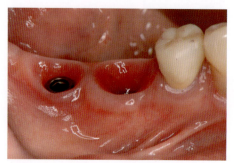

図❼c 2週間後、ティッシュスカルプティングの完了

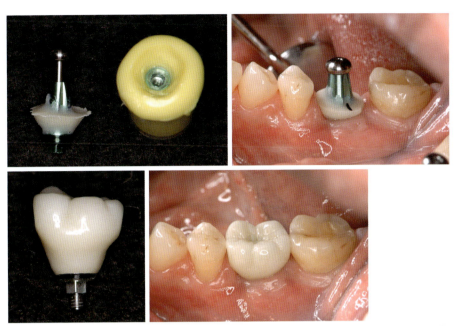

図❽ プロビジョナルレストレーションの形態をなるべく同じように再現することで、最終補綴装置の装着時に歯周組織へダメージを与える可能性が低くなる

6. 最終補綴装置の作製

　補綴装置作製時のポイントは、印象時の工夫にある。前歯部のインプラント治療でよく用いられる手法であるが、プロビジョナルレストレーションをアナログに装着した後にシリコーン印象で印記し、インプレッションコーピングにレジンで歯肉縁下から歯肉縁上のカントゥアをコピーする方法である。少々手間はかかるが、これが確実な方法である（図8）。

 まとめ

　天然歯を模倣した形態のインプラント修復治療を達成するには、術前の欠損部顎堤の診査・診断をはじめ、さまざまなマネジメントが必要であることを解説した。面倒ではあるかもしれないが、ひと手間かけることで、患者の満足を得られるインプラント治療を施術することが可能になる。

　しかしながら、補綴装置に不適切なカントゥアを与えることで、清掃性が悪くなり、インプラント周囲炎を惹起することにもなりかねないので、十分な配慮を忘れてはならない。

　また、長期的な予後の安定は、患者の適切なセルフケアや定期的なメインテナンスの受診によって成り立つことを付け加えておきたい。

【参考文献】
1）榎本紘昭：究極のインプラント審美．クインテッセンス出版，東京，2007．
2）上田秀朗，木村英生：Reliable Dentistry Step 2．医歯薬出版，東京，2011．
3）山﨑長郎，小濱忠一：インプラントレストレーション．医歯薬出版，東京，2013．

第7章 インプラント・口腔外科

3 前歯部インプラント治療のポイント

筒井祐介 *Yusuke TSUTSUI*
福岡県・筒井歯科医院

前歯部修復処置において、顔貌・口唇との調和、歯頸ラインの整合性、歯の形態、色調等が審美性の条件として挙げられる。これらの要素をインプラントを用いて達成するためには、天然歯とは違ったアプローチをする必要がある。

本項では、前歯部修復治療にインプラントを用いた症例を提示し、上記の要素のなかで、歯頸ラインに焦点をあてて進めていきたい。

また、インプラント修復の際、理想的な歯頸ラインを得るためには、歯槽堤増大術を併用する場合が多い。これはメインテナンスしやすい環境を作る意味でも重要で、治療後の長期安定を得るためにも必要な処置だと考えている。

 前歯部インプラント治療の要件（図1）

1. 埋入ポジション

埋入ポジションが審美的にも機能的にも最も重要であり、術前の計画とその計画したポジションにどれだけ正確に埋入できるかが成否を分ける。とくに前歯部では、1mm程度のずれでも結果に大きな違いが出てしまう場合もある。ポジショニングの設計から埋入まで、慎重に作業を行わなければならない。

その埋入ポジションでの要点を以下に記す。まず、深度についてはプラットフォームが隣接面の骨頂、またはCEJ相当部より2～3mm下方に位置することが理想だといわれている。筆者の臨床実感として、浅くなるくらいなら、深めに埋入したほうがよいと感じている。

前歯部インプラント治療で浅い埋入になってしまうと、その後の補綴操作がたいへん難しくなってしまう。とくに抜歯即時埋入の場合などは、図1で示している深度よりも若干深めに埋入するように心がけている。

また、唇舌側方向の埋入ポジションも重要である。原則として唇舌側的埋入ポジションは、上部構造の唇側歯頸部から2mm以上内方にプラットフォーム唇側辺縁が位置することが望ましい。つまり、舌側寄りの埋入が必要になる。唇側寄りになった場合は、歯頸ラインが下がりやすくなることを十分に理解する必要がある。

2. インプラント周囲組織のボリューム

前歯部インプラント治療には、GBRやCTGが必要なケースが非常に多い。まず、前歯部インプラント治療では、プラットフォームから唇側の骨幅が2mm以上必要とされている。また、野澤、榎本らの文献によると、唇頬側組織の厚みを得ることが審美的な要素を満たすため、術後の長期的安定を得るために重要であることが示唆されている。

軟組織の厚みを唇・頬側歯肉の高さを1とした場合、幅の比率を1.5以上に獲得する必要があるとされており、歯槽堤増大術なしでこの条件を満たせるケースは少ない。筆者は硬組織の増大術としてGBRを用いることが多く、また軟組織の増大術は前歯部に限定すると結合組織移植術（以下、CTG）を用いることになる。つまり、前歯部インプラント治療を行うのであれば、必ずGBRとCTGは習得しておかなければならない。

理想的な埋入深度　　唇舌側的埋入ポジション　　インプラント唇・頬側歯肉の生物学的比率

- 天然歯唇側の生物学的幅径
  Free gingival margin-mid bone crest(BW): 3mm
- 天然歯歯槽骨のスキャロップ
  Mid bone crest-inter proximal bone crest(OS): 3mm
- インプラントの埋入深度
  Free gingival margin-platform: 2～3mm
- 隣接面における骨頂とプラットホームとの距離
  Platform-inter proximal bone crest: 2～3mm

BW 3mm　OS 3mm　2～3mm

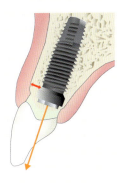

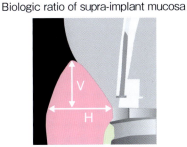

Biologic ratio of supra-implant mucosa

V : H = 1 : 1.5

図❶　前歯部インプラント修復の要件。左：プラットフォームは隣接面の骨頂、またCEJ相当部より2～3mm下方に位置することが理想である（参考文献[2]より引用改変）。中：唇舌側的埋入ポジションは上部構造の唇側歯頸部から2mm内方にプラットフォーム唇側辺縁が位置することが望ましい（参考文献[2]より引用改変）。右：歯肉退縮を起こさない良好な予後を得るためには唇・頬側歯肉の高さを1とした場合、幅の比率を1.5以上に獲得する必要があると示唆されている（参考文献[3]より引用改変）

症例

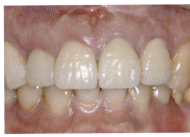

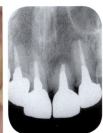

図❷　2|1を抜歯後、インプラントにより修復を行う計画とした。初診時、2|の歯頸ラインは理想的な位置より歯冠側にあり、|1のラインはやや根尖側にある。そのため歯肉退縮を許容できる2|は抜歯待時埋入とし、歯頸ラインを維持したい|1は抜歯即時埋入とした

 症例

患者は46歳、男性。前歯の腫脹を主訴に来院した。|1は歯根端切除術が行われた既往があり、患者と相談のうえ、抜歯を行うこととなった。また、2|は補綴を除去したところ、歯根破折を認め、この歯も保存不可能であると診断した。

患者には、3+2までを連結したブリッジを提案したが、インプラント治療を強く希望したため、欠損2ヵ所にインプラント埋入を行って、単独冠による補綴処置を行うこととした（図1）。

1. 術前の問題点（歯頸ラインの不整）

まず2|に関しては、反対同名歯に対してかなり歯冠側寄りに歯頸ラインがある。つまり、歯肉の退縮を許容でき、むしろ積極的に歯頸ラインを下げる必要があると考えた。

一方、|1は、反対同名歯に対してわずかに根尖側寄りな歯頸ラインとなっている。つまり、可及的に歯頸ラインが下がらないように注意する必要がある。

2. 問題点に対する解決策と治療経過

歯頸ラインを下げたい2|に関しては、抜歯後待機して、周囲組織のボリュームがやや減少したところで埋入を行う。そして、歯頸ラインを維持したい|1に対しては、抜歯即時埋入を行い、最大限周囲組織のボリュームの維持を図ることとした。

● 2̲の経過（抜歯待時埋入）

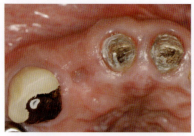
a：インプラント埋入前（抜歯後2ヵ月）

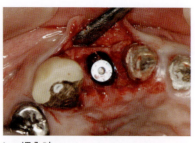
b：埋入時

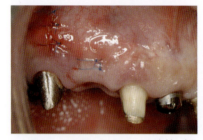
c：CTG；VISTAテクニック変法（縦切開部より結合組織を移植）

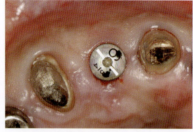
d：二次手術時（術前と比較して唇側歯肉の厚みが増加している）

図❸　垂直的な歯肉の退縮を許容できる2̲は抜歯後2ヵ月待機して埋入を行った。唇側歯肉の陥凹を認めたため、埋入後4ヵ月時にVISTAテクニック変法によりCTGを施行。埋入後6ヵ月時にレーザーを用いパンチアウトにて二次手術を行った。手術後、十分な唇側歯肉のボリュームを獲得できた

● 1̲の経過（抜歯即時埋入）

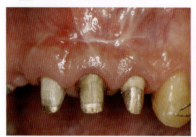
a：インプラント埋入前

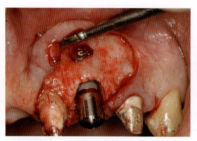
b：埋入時

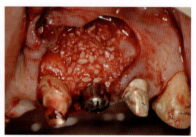
c：骨補填材を用いてGBRを行う

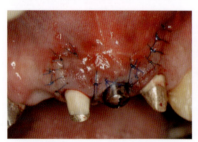
d：縫合後

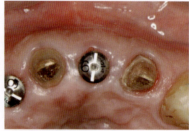
e：埋入後6ヵ月（プロビジョナルレストレーション印象前）

図❹　歯頸ラインを維持したい1̲は抜歯即時埋入を行った。唇側の骨のボリュームを維持するためにオーバーコレクトに骨補填材を用いGBRを行っている。手術後の歯肉退縮、補綴処置での調整を予想し垂直的にも余剰にGBRを行った。同時に歯肉弁も歯冠側に引き上げている。図4eをみても唇側のボリュームは維持されている

　実際に2̲は抜歯後約2ヵ月待機し、おおむね抜歯窩の軟組織が閉鎖した時点で一次手術を行った。インプラント埋入後、フィクスチャーと抜歯窩のギャップには骨補填材を填入し、縫合を行っている。また、二次手術前に唇側組織のボリュームを確保するためCTGも施行し、移植片の生着を待った後、パンチアウトにて二次手術を行った（図3）。

　一方、1̲に行った抜歯即時埋入は、ポジショニングがずれやすいことが注意点として挙げられる。とくに口蓋側方向へ埋入を行う場合、口蓋の骨壁に当たって、唇側方向へフィクスチャーがぶれやすい。これは、たとえばガイデッドサージェリーを用いても起こり得る。

　しかし、前歯部インプラント治療において、インプラント歯頸部周囲歯肉になるべくメスを入れない、または入れる回数を減らすことは、審美性

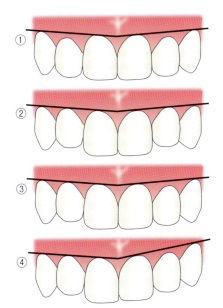

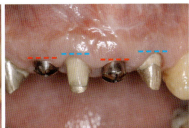

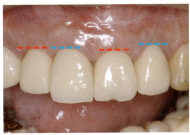

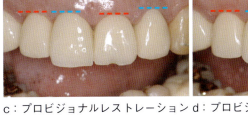

――― インプラント歯頸ライン
――― 天然歯歯頸ライン

a：術前　　b：プロビジョナルレストレーション印象前

c：プロビジョナルレストレーション装着時　　d：プロビジョナルレストレーション調整後

図❺　審美的な歯頸ラインの調和パターン（大村祐進・ChiCheの図を改変）。両中切歯、犬歯を結んだラインが鋭角に交わり、なおかつ側切歯がそのラインの内側にあることが重要である（参考文献[1]より引用改変）

図❻　補綴処置の経過

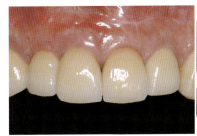

図❼　最終補綴装着後。オーバーコレクトした|1はプロビジョナルレストレーションのサブジンジバルカントゥアを調整することにより、歯頸ラインを整えた。その形態をカスタムインプレッションコーピングによりコピーし、最終補綴物を作製した。またデンタルX線写真から歯槽骨の状態も安定していることが確認できる

を確保する一つのポイントである。同一部位での手術回数が増えると、どうしても歯肉の自然感が喪失されてしまうケースがある。抜歯即時埋入は1回で手術を終了できる場合もあり、審美的に大きなメリットがあると感じている（図4）。

補綴操作に関しては、2|、|1とも周囲組織の治癒を待って移行した。プロビジョナルレストレーションを用いて、歯頸ラインを調整し、図5に示しているような調和パターンを作っていく（図6）。プロビジョナルレストレーションによる治療終了後、カスタムインプレッションコーピングを用いて、最終補綴装置へ形態を移行した（図7）。

 まとめ

任意の位置に歯頸ラインを与えるためには、唇側組織のボリュームが必要であり、骨または歯肉の厚みを獲得しなければならない。術式としてGBRやCTGが必要となる場合が多い。

とくに審美領域でのインプラント治療は、リカバリーできる範囲が少なく、インプラント埋入ポジションも含めて術前の診査、診断、治療計画が重要となる。また、正確な位置への埋入、組織のボリュームを得るための処置、補綴操作など多岐にわたって正確な手技が求められる。

【参考文献】

1）上田秀朗, 木村英生：Reliable Dentistry Step2. 医歯薬出版, 東京, 2011.
2）船登彰芳, 石川知弘：4-Dコンセプト インプラントセラピー. クインテッセンス出版, 東京, 2008.
3）榎本紘昭：究極のインプラント審美. クインテッセンス出版, 東京, 2007.
4）大村祐進：クラウンカントゥアと歯周組織の調和. 補綴臨床別冊／診断と治療方針のコンセンサス, 2005：130-140.
5）大村祐進：審美補綴におけるブラックトライアングルへの対応. 日本歯科評論, 63（12）：2003.

第7章 インプラント・口腔外科

4 抜歯の勘どころ

住吉周平 *Shuhei SUMIYOSHI*
福岡県・スミヨシ歯科口腔外科こども歯科

抜歯はなぜ難しいか

　一般歯科臨床を行ううえで、抜歯は絶対に避けて通れない処置である。しかし大学卒業後、抜歯術について基礎からシステマティックに学ぶ機会はなく、現場経験を積みながら習得していくのが実情で、筆者の経験上、大学口腔外科に在籍していても同様である。

　抜歯は、術前に全身的既往歴、家族歴や現病歴を十分評価し、全身疾患が原因で抜歯に支障を来すのであれば、医科と連携し術前にその問題をクリアしておくのが大前提である。あるいは自分の手に負えないと判断した症例は、すみやかに専門施設へ紹介する行動力も必要である。

　本項では、全身疾患等がないことを前提として、安全で効率的な抜歯を行うための注意事項やテクニカルな勘どころを紹介する。

術前

1．急性炎症があれば消炎治療

　歯冠周囲炎、根尖性歯周炎の急性炎症が強く、自発痛がある場合は、抜歯適応であっても必ず消炎治療（抗菌薬、消炎鎮痛薬の投与、根管開放など）を行い、消炎してから抜歯を行うのが原則である。急性炎症中には浸潤麻酔が効きづらく、抜歯中の疼痛でスムーズな抜歯操作ができない。また、術後に強い疼痛が出ることがある。

2．X線検査

　術前のX線検査は必ず行う。周囲組織との関連性の確認のため、パノラマX線検査も必要になる。場合によっては、CT検査が必要な場合もあるかもしれない。歯根の形態、埋伏状態、周囲の歯、骨、神経血管束との位置関係を確認し、抜歯操作をイメージし、オリエンテーションをつけておくことが大事である。

使用する器材

　筆者が使用している埋伏歯抜歯用の器具を示す（図1～4）。抜歯器具は好みがあると思うが、歯

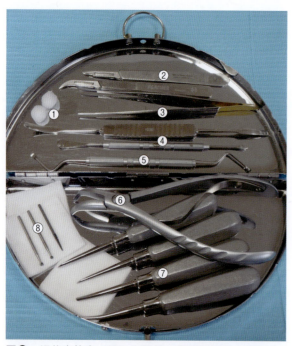

図❶　埋伏歯抜歯で用いる器具。①消毒綿球（塩化ベンザルコニウム）、②メス（15c、12）、③マッカンドーピンセット、④粘膜剥離子（弯曲の付いたものとワックススパチュラ〔YDM〕を代用）、⑤鋭匙、⑥骨鉗子、⑦エレベーター、⑧ストレートハンドピース用ラウンドバーと骨削除用バー

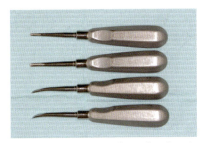

図❷ エレベーター（YDM）。上から#5S、#3S、#5C、#3C。先端がストレート、カーブで、それぞれ太、細の4種あるとよい

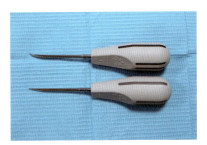

図❸ ラクスエーター・プラス（クロスフィールド）。上：カーブ3C、下：ストレート3S。楔作用で歯を脱臼させる。先端が薄く歯根膜空隙に入りやすい

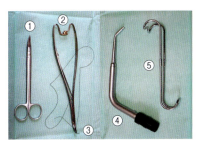

図❹ 左：縫合用器具。①剪刀、②持針器（丹下式）、③弯型角針（A-3K：ワシエスメディカル）と4-0絹糸。右：アシスト用器具。④吸引管、⑤口唇鉤

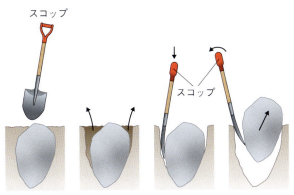

図❺ スコップを使って石を掘り起こす際、石と土の間にスコップが入る隙間を作り、隙間にスコップをねじ込み、楔、テコの作用で石を掘り起こす

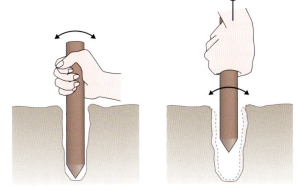

図❻ 木の杭を抜くとき、揺さぶりながら引き抜く

の脱臼に用いるエレベーターは、先端が薄く歯根膜空隙に入りやすいものがよく、ハンドル部は滑りにくく握りやすいように大きくて力が伝わりやすいほうがよい。

抜歯鉗子は歯の部位別に揃えたほうがよいが、筆者は大臼歯、智歯用抜歯鉗子以外は骨鉗子で代用している。鋭匙は先がスプーン状よりも平たい形態のもののほうが、掻爬以外にも使える。

術式

1．抜歯操作のポイント

1）エレベーターの操作

地面に埋まって頭が少し出ている石をスコップを使って掘り起こす作業の原理は、エレベーターで歯を脱臼させる操作に似ている。テコの原理で石（歯）を掘り起こす（脱臼させる）のであるが、適度な形・大きさのスコップ（エレベーター）の選択と、土（骨）と石（歯）の間にスコップ（エ

レベーター）が奥まで入る隙間を作ることがポイントである（図❺）。

エレベーターをかける部位は原則として唇・頬側の近・遠心隅角である。下顎の抜歯は舌側には絶対にかけない。上顎も口蓋側にはなるべくかけない。舌側、口蓋側にエレベーターをかけると、誤って滑らせ、器具の先端を粘膜に突き刺してしまうことがある。

2）鉗子の操作

鉗子の操作は、地面に打ち込んだ木の杭を抜く作業にたとえるとイメージしやすい。杭を横に揺さぶりながら抜く操作は、鉗子で歯を脱臼し抜去する操作に似ている（図❻）。

無理な力を加えると杭が折れてしまうのと同じように、過大な力で歯を脱臼させると根が折れてしまう。焦らず適度な力で揺さぶりをかける力加減が肝心である（図❼）。

脱臼操作は、エレベーターで十分に脱臼させて

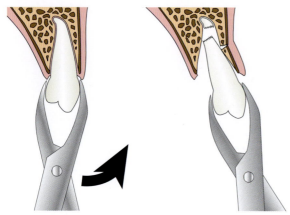

図❼　鉗子による暴力的な脱臼操作は歯根破折や歯槽骨骨折を招く

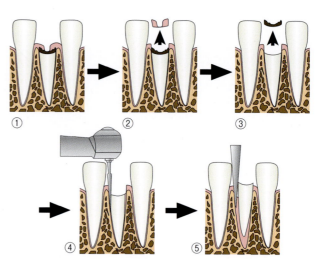

図❽　①残根抜歯は、②根面を被覆している軟組織を除去し、③軟化象牙質を除去、④歯質と骨の間隙にエレベーターが入るスペースがなければダイヤモンドバーでスペースを設け、⑤先の薄いエレベーターを挿入して脱臼する

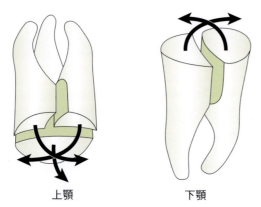

図❾　大臼歯の歯根分割。X線写真で根の形態を確認のうえ、上顎は3分割、下顎は2分割して根の弯曲に逆らわない方向に抜去する

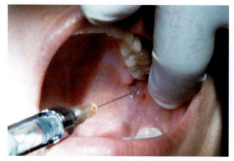

図❿　下顎孔伝達麻酔。吸引可能な注射器と27G、30mmの注射針を用いる

から鉗子で抜去するのが原則だが、前歯、小臼歯の抜歯の際は、エレベーターで脱臼しづらい場合がある。とくに矯正目的の小臼歯の抜歯がそうで、この場合は鉗子を使って頰舌的に揺らし、回転運動も加えて無理せず少しずつ歯根膜空隙を広げるイメージで抜去する。

2．実際の抜歯のポイント

1）残根抜歯

　残根抜歯は、簡単そうで難しい。残根抜歯では、肉芽等の軟組織が根面を被覆していることが多いので、まずは被覆軟組織を鋭匙等で除去する。そして、根面の軟化象牙質はエキスカベーターやラウンドバーで確実に除去する。歯根膜空隙にしっかり入る薄さ、幅広のエレベーターあるいはラクスエーターを挿入して押し込みながら回転させて脱臼させるが、エレベーターが入るスペースがない場合は、ダイヤモンドバーで削合し、根面と骨に間隙を作る（図8）。

　ある程度脱臼したところで、鉗子で抜去する。複根の場合は、歯根分割してから抜去したほうが抜きやすいことが多い。大臼歯でエレベーターをかけても脱臼しにくい場合は、歯根分割したほうが早い（図9）。

2）下顎埋伏智歯の抜歯

①伝達麻酔、浸潤麻酔

　下顎孔伝達麻酔は、術後麻痺が出る可能性があるため避ける者もいるが、習得していると有利である。下顎孔伝達麻酔は、針先を下顎孔や下歯槽神経に刺入するのではなく、その付近の翼突下顎隙に麻酔液を浸潤するものである（図10）。

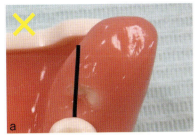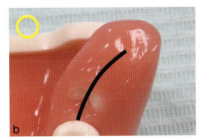
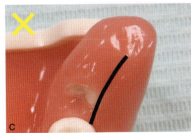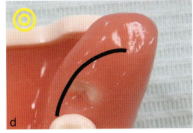

図⓫ 7̄遠心の切開線。a：歯列の延長線上の切開は危険。b：やや外側方向に切開。c：やや外側方向でも頬側寄りの位置では舌側へのフラップ翻転になり面倒くさくなる。d：7̄の遠心舌側隅角部から外側に向けて大きくカーブして切開するとフラップ翻転時術野が明視しやすい

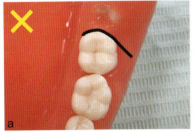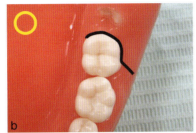
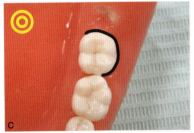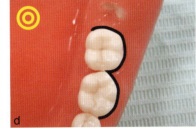

図⓬ 6̄7̄部の切開線。a：斜縦切開の位置が遠心すぎる。b：成書で習う斜縦切開。縫合が面倒くさい。c：縦切開せずとも歯頸縁切開で事足りる。d：フラップを広く翻転したい場合は6̄まで歯頸縁切開を延長する

大開口させて反対側小臼歯部から、咬合平面より1cmの高さで下顎枝内斜線と翼突下顎ヒダの中間に向かって刺入し、針が2/3ほど入るぐらいで骨面を触知、吸引で血液が逆流しないのを確認後、1.8mLのカートリッジ3/4〜1本注入する。その後、6̄7̄頬側と8̄部歯肉粘膜の浸潤麻酔を行う。

②切開

下顎枝は外側に少し開いている形態であるため、7̄遠心歯肉の切開の設定では、下顎歯列の延長線上からやや外側方向に向かって切開しなければならない。また、切開の際は刃先が骨を触知しているのを確認しながら行うことが重要である（図11〜13）。

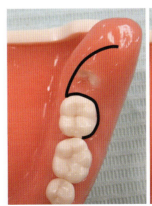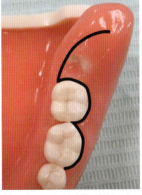

図⓭ 筆者が行っている切開線。左：一般的な切開線、右：智歯の埋伏度が深く、広めに粘膜骨膜弁を転回したい場合、6̄部まで切開する

4 抜歯の勘どころ 113

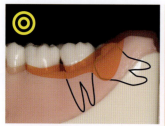
a：$\overline{67}$頬側は程々に。$\overline{8}$部頬側は骨削除の範囲を想定して、舌側は剝離しない

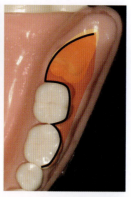

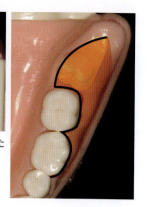
b：初心者は視野を確保するため広めに剝離したほうがよい

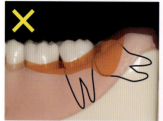
c：$\overline{8}$部舌側を剝離すると、咽頭部への術後炎症が強くなる

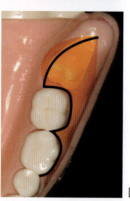

図⓮　粘膜骨膜剝離の範囲

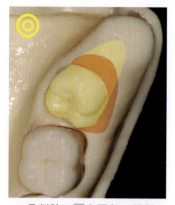
a：骨削除は$\overline{8}$歯冠部の頬側と遠心

図⓯　骨削除の範囲

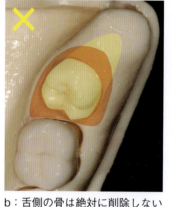
b：舌側の骨は絶対に削除しない

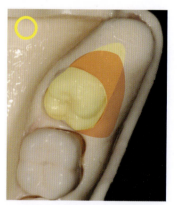
c：埋伏度が深い場合は頬側、遠心骨の削除範囲を広げてもよい

③粘膜骨膜剝離

　埋伏智歯抜歯後に頬部が腫脹するのは、術後の反応性骨膜炎によるものであることが大きい。そのため、切開時に確実に刃先が骨に達し骨膜も切開しておくとともに、骨膜下剝離の際は骨膜を挫滅させないように愛護的に剝離する。

　骨膜剝離の範囲が広ければ、視野は確保できるが術後腫脹が強くなる。術者のスキルが上達すれば、剝離の範囲は狭くてすむが、経験が未熟なうちは、広く剝離して確実な視野の下に行うのが無難である（図14）。

④骨削除

　歯冠分割を想定し$\overline{8}$歯冠が抜去できるようにアンダーカットがなく、エレベーターがかかるスペースを作れるように、頬側と遠心の骨を削除する。

　舌側は、軟組織挫滅、出血や舌神経損傷の原因となりやすいため、絶対に削除しない。骨を多く削るから術後腫れやすくなるわけではない。腫れるのは、骨膜を挫滅したり、骨を削るために広く骨膜剝離を行うことによる（図15～17）。

114　第7章　インプラント・口腔外科

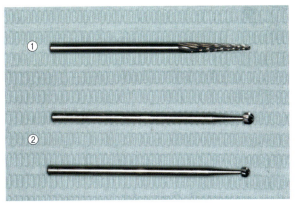

図⓰ 骨削除用バー。①技工用カーバイドバー HP #21N（松風）、②カーバイドのラウンドバー No.8、10（エメスコ）

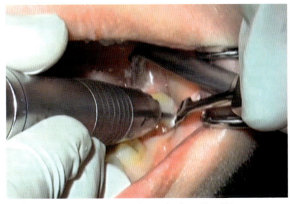

図⓱ 技工用カーバイドバーで智歯と骨の間にエレベーターがかかるスペースを作る。軟組織を巻き込みにくいので重宝している

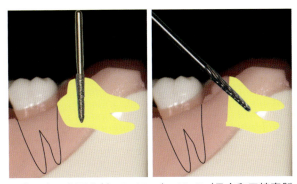

図⓲ 左：歯冠分割。SJCDバー No.8（日向和田精密製作所）を使用。右：歯根分割。技工用カーバイトバーを使用。歯質が少し残るところまで削合し、太いエレベーターで割る

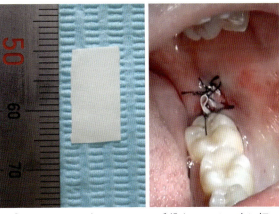

図⓳ ドレーン。左：あらかじめ手袋を10×8mm大に切って滅菌（消毒）。右：二つ折りにしたドレーンを挿入し、縫合糸で歯肉と固定。ドレーンは翌日に抜く

⑤歯冠、歯根分割、抜去

　智歯が近心傾斜や水平に埋伏している場合、歯冠分割して歯冠、歯根を抜去しなければならないときが多い。分割に使用するバーは、カーバイドのゼックリアバーはよく削れるが、バーが折れることがある。そのため、筆者はよく削れるダイヤモンドバーを使用している。

　歯冠抜去後、歯根抜去の際、根が2根になって弯曲している場合、歯根分割しなければ抜けないときが少なくない。歯根分割する際は根分岐部を目指して削合するが、骨削除で用いた技工用カーバイドバー（図16）を用いると便利である（図18）。

⑥縫合

　もともと半萌出智歯ならば、縫合は閉鎖創にする必要はない。未萌出歯の抜歯であれば、縫合は閉鎖創にするが、術後の腫脹軽減のためにドレーンを挿入する（図19）。

　処置後は、薬局で売っている額を冷やす冷却シートを翌日まで頬部に貼るように伝えている。

まとめ

　抜歯は、処置の手順を術前からイメージすることが大事である。不慮のトラブルに対応できるオプションも必要になってくる。抜歯は奥が深く、埋伏歯の抜歯でいまだにはまることがある。不測の事態に陥って時間がかかることも想定し、埋伏歯の抜歯は午前、午後の診療の一番最後に予約をとるようにしている。

■監修者略歴

上田秀朗（うえだ ひであき）

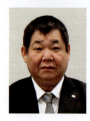

1983 年	福岡歯科大学卒業
1987 年	北九州市小倉南区にてうえだ歯科開業
2007 年	北九州市小倉北区に移転
2010 年	福岡歯科大学臨床教授
2014 年	USC（南カリフォルニア大学歯学部）客員教授

現在に至る

日本顎咬合学会指導医・理事長、日本口腔インプラント学会　専門医・指導医・代議員、上田塾主宰

■編集委員略歴

中島稔博（なかしま としひろ）

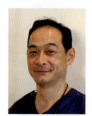

1995 年	福岡歯科大学卒業
1995 年	ヤマヂ歯科クリニック勤務
1999 年	さかきデンタルクリニック勤務
2002 年	北九州市若松区にてなかしま歯科クリニック開業

現在に至る

日本顎咬合学会認定医、日本臨床歯周病学会認定医、上田塾副会長

白土 徹（しらつち とおる）

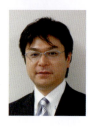

1996 年	九州歯科大学卒業
1996 年	九州大学大学院歯学研究科入学
2001 年	九州大学附属病院第二口腔外科勤務
2004 年	白土歯科医院勤務
2011 年	白土歯科医院継承

現在に至る

日本顎咬合学会認定医、OJ（Osseointegration Study Club of Japan）正会員、上田塾副会長

ここが知りたい　歯科臨床の技とコツ

発行日	2019 年 5 月 1 日　第 1 版第 1 刷
監　修	上田秀朗
編集委員	中島稔博　白土 徹
発行人	濱野 優
発行所	株式会社デンタルダイヤモンド社
	〒113-0033 東京都文京区本郷 3-2-15 新興ビル
	電話 = 03-6801-5810 ㈹
	https://www.dental-diamond.co.jp/
	振替口座 = 00160-3-10768
印刷所	株式会社エス・ケイ・ジェイ

©Hideaki UEDA, 2019

落丁、乱丁本はお取り替えいたします

- 本書の複製権・翻訳権・上映権・譲渡権・公衆送信権（送信可能化権を含む）は㈱デンタルダイヤモンド社が保有します。
- [JCOPY]〈㈳出版者著作権管理機構 委託出版物〉
本書の無断複写は著作権法上での例外を除き禁じられています。複写される場合は、そのつど事前に㈳出版者著作権管理機構（TEL：03-3513-6969、FAX：03-3513-6979、e-mail：info@jcopy.or.jp）の許諾を得てください。